黄元御用经方

李成文 ◎ 主编

李娴 倪珊 ◎ 副主编

李成文 李娴
倪珊 冯天甜 ◎ 编委

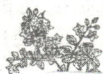

中国中医药出版社
·北京·

图书在版编目（CIP）数据

黄元御用经方 / 李成文主编 . —北京：中国中医药出版社，2018.1
（2019.12 重印）

ISBN 978-7-5132-4656-9

Ⅰ . ①黄… Ⅱ . ①李… Ⅲ . ①经方－汇编 Ⅳ . ① R289.2

中国版本图书馆 CIP 数据核字（2017）第 308323 号

中国中医药出版社出版

北京经济技术开发区科创十三街 31 号院二区 8 号楼
邮政编码 100176
传真 010-64405750
廊坊市祥丰印刷有限公司印刷
各地新华书店经销

开本 880×1230 1/32 印张 8.25 字数 241 千字
2018 年 1 月第 1 版 2019 年 12 月第 2 次印刷
书号 ISBN 978 - 7 - 5132 - 4656 - 9

定价 49.00 元
网址 www.cptcm.com

社 长 热 线 010-64405720
购 书 热 线 010-89535836
维 权 打 假 010-64405753

微信服务号 zgzyycbs
微商城网址 https：//kdt.im/LIdUGr
官 方 微 博 http：//e.weibo.com/cptcm
天猫旗舰店网址 https：//zgzyycbs.tmall.com

编写说明

　　清代著名医家黄元御（1705—1758），又名玉路，字坤载，号研农，别号玉楸子，山东昌邑人。因病弃学，勤求古训，博采众长，编纂《四圣悬枢》《四圣心源》《素灵微蕴》《素问悬解》《灵枢悬解》《难经悬解》《伤寒悬解》《金匮悬解》《伤寒说意》《玉楸药解》《长沙药解》等书，影响巨大，梨枣再易，广为流传。其对仲景学说研究颇深，所著《伤寒说意》《伤寒悬解》《金匮悬解》《长沙药解》《玉楸药解》五书阐发经方多达255首，备受后世青睐，但也慨其需要分而读之，始能心领神会黄氏应用仲景心法。愚从事中医各家学说教学及中医古籍文献挖掘利用有年，感其内容分散，不利后学，遂生整理意愿，门人尚蕊专事于黄氏之学，助不才将五书经方之论勒为一集，重构类编，以方为纲，方分组成用法、病机、配伍、主治、禁忌，各以类从，使黄氏应用经方心法更加系统明晰，便于后学研习和掌握。

李成文

丁酉孟冬

凡　例

经方按方名音序排列。

经方内容按组成用法、方解、主治分类，各以类从，一方论及多方则各另立方。

同类合并，按文义重新排序。

选录文献悉源《伤寒说意》《伤寒悬解》《金匮悬解》《长沙药解》《玉楸药解》五书，只对原文拆分归纳综合，并标明出处，不妄评其内容，使其能尽量反映黄元御的临证应用经方心得。

对于必须要说明的问题，采用加编者注的形式用括号标注。

目 录

白虎汤　　　　　　　　001

白虎加桂枝汤　　　　003

白虎加人参汤　　　　004

白散　　　　　　　　007

白术散　　　　　　　007

白通汤　　　　　　　009

白通加猪胆汁汤　　　010

白头翁汤　　　　　　011

白头翁加甘草阿胶汤

　　　　　　　　　　012

百合地黄汤　　　　　013

百合滑石散　　　　　014

百合鸡子汤　　　　　014

百合洗方　　　　　　015

百合知母汤　　　　　016

柏叶汤　　　　　　　017

半夏干姜散　　　　　017

半夏厚朴汤　　　　　018

半夏麻黄汤　　　　　018

半夏散　　　　　　　020

半夏泻心汤　　　　　021

奔豚汤　　　　　　　022

鳖甲煎丸　　　　　　023

柴胡桂枝干姜汤　　　024

柴胡桂枝汤　　　　　025

柴胡加龙骨牡蛎汤　　027

柴胡加芒硝汤　　　　028

柴胡去半夏加栝蒌根汤

　　　　　　　　　　029

赤石脂禹余粮汤　　　030

赤丸　　　　　　　　030

赤小豆当归散　　　　031

大半夏汤　　　　　　032

大柴胡汤　　　　　　033

大承气汤 035

大黄附子汤 037

大黄甘草汤 038

大黄甘遂汤 038

大黄黄连泻心汤 039

大黄牡丹皮汤 040

大黄硝石汤 041

大黄䗪虫丸 042

大建中汤 043

大青龙汤 044

大乌头煎 045

大陷胸汤 046

大陷胸丸 049

当归贝母苦参丸 050

当归散 051

当归芍药散 051

当归生姜羊肉汤 052

当归四逆汤 053

当归四逆加吴茱萸

　生姜汤 054

抵当汤 055

抵当丸 057

二白散 058

矾石汤 059

矾石丸 059

防己茯苓汤 060

防己黄芪汤 061

茯苓甘草汤 062

茯苓桂枝五味甘草汤

062

茯苓戎盐汤 063

茯苓四逆汤 064

茯苓杏仁甘草汤 065

茯苓泽泻汤 066

附子粳米汤 066

附子汤 067

附子泻心汤 068

甘草粉蜜汤 069

甘草附子汤 070

甘草干姜汤 071

甘草麻黄汤 072

甘草汤 072

甘草泻心汤 073

甘麦大枣汤 074

甘遂半夏汤 075

干姜附子汤 076

干姜黄连黄芩人参汤
　　　　　　077

干姜人参半夏丸 078

葛根黄连黄芩汤 078

葛根加半夏汤 079

葛根汤 080

瓜蒂散 081

瓜蒂汤 082

桂甘姜枣麻附细辛汤
　　　　　　083

桂苓五味甘草汤 084

桂苓五味甘草汤去桂加
　干姜细辛 084

桂枝二麻黄一汤 085

桂枝二越婢一汤 086

桂枝茯苓丸 087

桂枝附子汤 088

桂枝附子去桂加白术汤
　　　　　　088

桂枝甘草龙骨牡蛎汤
　　　　　　089

桂枝甘草汤 090

桂枝加大黄汤 091

桂枝加附子汤 092

桂枝加葛根汤 093

桂枝加桂汤 094

桂枝加厚朴杏子汤 095

桂枝加黄芪汤 096

桂枝加芍药汤 097

桂枝龙骨牡蛎汤 098

桂枝麻黄各半汤 099

桂枝去桂加茯苓白术汤

　　　　　　　 100

桂枝去芍药汤 101

桂枝去芍药加附子汤

　　　　　　　 101

桂枝去芍药加蜀漆龙骨

　牡蛎救逆汤 102

桂枝人参汤 103

桂枝芍药知母汤 104

桂枝生姜枳实汤 105

桂枝汤 105

诃黎勒散 109

红蓝花酒 110

厚朴大黄汤 110

厚朴麻黄汤 111

厚朴七物汤 112

厚朴三物汤 112

厚朴生姜半夏甘草

　人参汤 113

滑石白鱼散 114

滑石代赭汤 114

黄连阿胶汤 115

黄连粉 116

黄连汤 117

黄芪桂枝五物汤 118

黄芪建中汤 119

黄芪芍药桂酒汤 119

黄芩加半夏生姜汤 120

黄芩汤 121

黄土汤 122

鸡屎白散 123

己椒苈黄丸　　123

姜甘苓术汤　　124

胶艾汤　　125

胶姜汤　　125

肾气丸　　126

救逆汤　　128

桔梗白散　　129

桔梗汤　　129

橘皮汤　　130

橘皮竹茹汤　　131

橘枳生姜汤　　131

苦参汤　　132

苦酒汤　　133

葵子茯苓散　　133

栝蒌桂枝汤　　134

栝蒌牡蛎散　　135

栝蒌瞿麦丸　　135

栝蒌薤白白酒汤　　136

栝蒌薤白半夏汤　　137

狼牙汤　　137

藜芦甘草汤　　138

理中丸　　139

苓甘五味加姜辛半夏汤

　　139

苓甘五味加姜辛半夏杏

　仁汤　　140

苓甘五味加姜辛半杏大

　黄汤　　141

苓桂甘枣汤　　141

苓桂术甘汤　　142

麻黄附子甘草汤　　143

麻黄附子汤　　144

麻黄附子细辛汤　　145

麻黄加术汤　　146

麻黄连轺赤小豆汤　　146

麻黄升麻汤　　147

麻黄汤　　　　　149

麻黄细辛附子汤　152

麻黄杏仁薏仁甘草汤

　　　　　　　　153

麻仁丸　　　　　153

麻杏石甘汤　　　154

麦门冬汤　　　　155

蜜煎导方　　　　156

牡蛎泽泻散　　　156

木防己汤　　　　157

木防己汤去石膏加茯苓

　芒硝汤　　　　158

排脓散　　　　　158

排脓汤　　　　　159

蒲灰散　　　　　159

去桂加术汤　　　160

人参汤　　　　　161

芍药甘草附子汤　162

芍药甘草汤　　　162

蛇床子散　　　　163

射干麻黄汤　　　164

升麻鳖甲去雄黄蜀椒汤

　　　　　　　　165

升麻鳖甲汤　　　165

生姜半夏汤　　　166

生姜泻心汤　　　167

十枣汤　　　　　168

蜀漆散　　　　　170

薯蓣丸　　　　　171

四逆加人参汤　　172

四逆散　　　　　173

四逆汤　　　　　174

酸枣仁汤　　　　176

桃花汤　　　　　177

桃仁承气汤　　　178

调胃承气汤　　　179

葶苈大枣泻肺汤　182

通脉四逆加猪胆汁汤

　　　　　　　　183

通脉四逆汤　183

土瓜根散　185

王不留行散　185

温经汤　186

文蛤散　188

文蛤汤　189

乌梅丸　190

乌头赤石脂丸　191

乌头桂枝汤　192

乌头汤　193

吴茱萸汤　193

五苓散　195

下瘀血汤　199

硝矾散　200

小半夏加茯苓汤　201

小半夏汤　201

小柴胡汤　202

小承气汤　208

小建中汤　210

小青龙加石膏汤　213

小青龙汤　214

小陷胸汤　216

桂枝新加汤　217

杏子汤　219

雄黄散　219

旋覆花汤　220

旋覆代赭汤　221

薏仁附子败酱散　222

薏仁附子散　223

茵陈蒿汤　223

茵陈五苓散　225

禹余粮丸　226

越婢加半夏汤　226

越婢加术汤　227
越婢汤　228
皂荚丸　229
泽漆汤　229
泽泻汤　230
真武汤　231
栀子柏皮汤　232
栀子豉汤　233
栀子大黄汤　235
栀子甘草豉汤　235
栀子干姜汤　236
栀子厚朴汤　237
栀子生姜豉汤　238
蜘蛛散　239

枳实芍药散　240
枳实薤白桂枝汤　240
枳实栀子豉汤　241
枳术汤　242
炙甘草汤　242
猪胆方　243
猪肤汤　244
猪膏发煎　245
猪苓散　245
猪苓汤　246
竹皮大丸　247
竹叶石膏汤　248
竹叶汤　249
紫参汤　249

白虎汤

【组成用法】

白虎汤八

石膏五钱（研），知母二两，甘草七钱，粳米二钱。

水十杯，煮米熟汤成，温服一杯，日三服。(《伤寒说意·卷一·太阳经·太阳风寒白虎汤证》)

白虎汤八

石膏一斤，知母六两，甘草二两，粳米六合。

上四味，以水一升，煮米熟汤成，去滓，温服一升，日三服。(《伤寒悬解·卷三·太阳经上篇·白虎汤证一》)

【方解】

白虎汤，石膏清金而退热，知母润燥而泻火，甘草、粳米补中而化气，生津而解渴也。(《伤寒悬解·卷三·太阳经上篇·白虎汤证一》)

白虎汤，知母、石膏清其肺金，甘草、粳米培其脾土。(《伤寒说意·卷一·太阳经·太阳风寒白虎汤证》)

白虎汤，方在石膏，用之治伤寒表解之热渴，石膏、知母清金而化水，粳米益气而生津也。(《长沙药解·卷一·粳米》)

【主治】

伤寒，脉浮滑，此里有热、表有寒也，白虎汤主之。

此申明上章未显之义。脉滑者，里有热也；厥者，表有寒也。此不言厥者，诊脉浮滑，已知是表寒外束，里热内郁，不必问其肢节之厥热矣。若里热外发，则脉变实缓，不复浮滑也。浮滑者，阳气郁格之象也。此之表寒，乃阴气之外浮，非寒邪之外淫，不然，表寒未解，无用白虎之理。(《伤寒悬解·卷三·太阳经上篇·白虎证二》)

伤寒，脉滑而厥者，里有热也，白虎汤主之。

胃阳素盛之人，阴虚火旺，一被感伤，经热内蒸，津液消烁，则成阳明下证。而胃火未盛，肺津先伤，是以一见渴证，先以白虎凉金泻热，滋水涤烦。膈热肃清，则不至入胃，而致烦热亡阴之害矣。

白虎证，即将来之大承气证而里热未实，从前之大青龙证而表寒已解者也。表寒已解，故不用麻黄。里热未实，故不用硝、黄。(《伤寒悬解·卷三·太阳经上篇·白虎汤证一》)

太阳经病而兼内热，是大青龙证。经病已解，内热未清，肺津消耗，续成燥渴，宜白虎汤，知母、石膏清其肺金，甘草、粳米培其脾土。

盖辛金化气于湿土，戊土化气于燥金，太阴旺则辛金化气而为湿，阳明旺则戊土化气而为燥，燥胜其湿，则辛金亦化而为燥，湿胜其燥，则庚金亦化而为湿。阳明承气汤证是庚金主令而戊土化气，两腑俱燥者，如此则己土亦且化燥，辛金必不化湿，辛金一燥，定生燥渴，然则太阳白虎证，即阳明承气证之初气也。此宜白虎早清金燥，莫使燥气传腑，致用承气。若气虚者，宜白虎加人参汤，保其中气，恐其寒中而阳败也。(《伤寒说意·卷一·太阳经·太阳风寒白虎汤证》)

太阳经病，阴盛阳亡，则入太阴脾脏。如大汗之后，亡其胃津，以致土燥生烦，不得眠卧，时欲饮水者，此将成人参白虎证。宜少少与水，滋其土燥，令胃气调和则愈。以在大汗之后，阳气新虚，恐饮冷多而土败也。若燥热大作，少水不救盛火，则用白虎（方在"太阳"）。(《伤寒说意·卷二·太阳经坏病·汗后发渴》)

治太阳伤寒表解后，表有寒，里有热，渴欲饮水，脉浮滑而厥者。太阳表解之后，阴旺则汗去阳亡而入太阴，阳旺则汗去阴亡而入阳明，表解而见燥渴，是腑热内动，将入阳明也。阳明戊土，从庚金化气而为燥，太阴辛金，从己土化气而为湿。阳旺之家，则辛金不化己土之湿而亦化庚金之燥，胃热未发而肺燥先动，是以发渴。石膏清金而除烦，知母泻火而润燥，甘草、粳米补中化气，生津而解渴也。(《长沙药解·卷三·石膏》)

三阳合病，腹满身重，难以转侧，口不仁而面垢，谵语，遗尿，发汗则谵语，下之则额上生汗，手足逆冷。若自汗者，白虎汤主之。

脉浮而紧为太阳证，咽燥口干为少阳证，发热汗出、不恶寒反恶热为阳明证，是三阳合病也。而其腹满身重，以至难以转侧，则太阴证。脾窍于口，阳虚湿盛，开阖塞涩，故口不仁。木主五色，土湿木郁，气色晦暗，是以面垢。神明不慧，是以谵语。膀胱失约，是以遗尿。若发汗，则为郑声之谵语（此复申明若发汗，则心愦愦，反谵语一段）。若下之，则额上生汗，手足厥冷，阳泄而土败（此复申明手足温，头汗出之义，而推广之。头汗肢温是阳虚而上热，额汗肢冷是阳泄而外寒也）。若汗不止头额，而通身自汗者，则津亡而土燥，宜白虎汤，泻热而清金也。(《伤寒悬解·卷七·阳明经下篇·白虎证十九》)

白虎加桂枝汤 ————————————————●

【组成用法】

白虎加桂枝汤十六

石膏一斤，知母六两，甘草二两（炙），粳米二合，桂枝三两。

上五味，以水一斗，煮米熟汤成，去滓，温服一升，日三服。(《金匮悬解·卷五·外感杂病·疟病三》)

【方解】

白虎加桂枝汤，石膏、知母，清金而泻热，甘草、粳米，益气而生津，桂枝行经而达表也（风寒在表，故热藏骨髓，桂枝解散风寒，引骨髓之热外达于皮毛也）。(《金匮悬解·卷五·外感杂病·疟病三》)

【主治】

温疟者，其脉如平，身无寒，但热，骨节疼烦，时呕，白虎加桂枝汤主之。

疟论：先伤于风而后伤于寒，故先热而后寒，亦以时作，名曰温疟。温疟者，得之冬中于风，寒气藏于骨髓之中，至春阳气大发，邪气不能自出。因遇大暑，脑髓烁，肌肉消，腠理发泄，或有所用力，邪气与汗皆出。此病藏于肾，其气先从内出之于外也。如是者，阴虚而阳盛，阳盛则热矣。衰则气复反入，入则阳虚，阳虚则寒矣。故先热而后寒，名曰温疟。温疟先热后寒，缘冬月中风，泄其卫气，风愈泄而卫愈闭，遏其营血，郁而为热。后伤于寒，皮毛敛束，而风不能泄，营热更郁。营血司于肝木而生于肾水，冬时肾水蛰藏而肝木已枯，此热遂藏骨髓之中。至春乙木萌生，阳气大发，骨髓之热，可以出矣（肾主骨髓，乙木生于肾水，故骨髓之热，当随木气外出），而外为寒束，不能自出。因遇大暑，脑髓燔烁，肌肉消减之时，腠理发泄，邪可出矣。即不遇大暑，或有所用力烦劳，气蒸汗流，邪亦出矣。热邪与汗皆出，表里如焚，于是阳盛而阴虚。物极必反，阳气盛极而衰，复反故位，阴气续复，渐而翕聚，是以寒生。此温疟之义也。

温疟即瘅疟之轻者，其热未极，则阳衰阴复，能作后寒，是谓温疟。热极阴亡，后寒不作，是谓瘅疟。曰身无寒，但热，仲景指温疟之重者而言，即瘅疟也。骨节者，身之溪谷，肾水之所潮汐，热极水枯，故骨节烦疼。呕者，热盛而胃逆也。（《金匮悬解·卷五·外感杂病·疟病三》）

白虎加人参汤

【组成用法】

白虎加人参汤九

石膏五两（研），知母二两，甘草七钱，粳米二两，人参一两。

水十杯，煮米熟汤成，温服一杯，日三服。（《伤寒说意·卷一·太阳经·太阳风寒白虎汤证》）

白虎加人参汤九

石膏一斤（碎），知母六两，甘草二两，粳米六合，人参三两。

于白虎汤内加人参三两，余依白虎汤方法。（《伤寒悬解·卷三·太阳经上

篇·白虎证三》）

白虎加人参汤十四

石膏一斤（碎，绵裹），知母六两，甘草二两，粳米六合，人参三两。

上五味，以水一斗，煮米熟汤成，去滓，温服一升，日三服。（《金匮悬解·卷四·外感杂病·暍病二》）

【方解】

石膏、知母，清金而化水；粳米、人参，益气而生津也。（《长沙药解·卷一·粳米》）

【主治】

伤寒，脉浮，发热，无汗，其表不解者，不可与白虎汤。渴欲饮水，无表证者，白虎加人参汤主之。

脉浮，发热，无汗，是表未解也，此合用大青龙双解表里，不可与白虎汤但清其里。若渴欲饮水，而无表证者，是汗出而热退也。汗后阳泄，宜防知、膏伐阳，白虎而加人参，清金益气，生津化水，汗后解渴之神方也。（《伤寒悬解·卷三·太阳经上篇·白虎证三》）

伤寒，若吐若下后，七八日不解，热结在里，表里俱热，时时恶风，大渴，舌上干燥而烦，欲饮水数升者，白虎加人参汤主之。（方在太阳三十九。）

吐下之后，气夺津伤，七八日不解，燥热内盛，而自里达表，表里俱热，热蒸窍泄，时时恶风，舌上干燥，而心内焦烦，欲饮水数升之多，主以人参白虎，清金而泻热，化气而生津也。（《伤寒悬解·卷四·太阳经中篇·人参白虎证七》）

伤寒，无大热，口燥渴，心烦，背微恶寒者，白虎加人参汤主之。

表解，故无大热。背微恶寒，即前章表有寒也。阳乘阴位而生里热，则阴乘阳位而生表寒。远则客于肢节，近则浮于脊背，脊背肢节，皆阳位也。（《伤寒悬解·卷三·太阳经上篇·白虎证四》）

太阳中热者，暍是也，汗出恶寒，身热而渴，白虎加人参汤主之。

暑热而感风寒，其名曰暍。内热熏蒸，是以汗出。表邪束闭，是以恶寒。

暑伤肺气，津液枯燥，是以身热而渴。白虎加人参汤，白虎清金而补土，人参益气而生津也。

夏月中暑，必感外寒，郁其内热。但壮火食气，汗泄阳亡，不可汗下。人参白虎，清金泻热，益气生津，实不刊之神方也。(《金匮悬解·卷四·外感杂病·暍病二》)

治伤寒汗后心烦，口渴舌燥，欲饮水数升，脉洪大者。以胃阳素盛，津液汗亡，腑热未定，肺燥先动。白虎泻热清金，加人参以补汗亡之阳气也。治太阳中暍，汗出恶风，身热而渴者。以暑月感冒，风寒郁其内热，而伤元气。热盛而寒不能闭，是以汗出。白虎清金而泻热，加人参以益耗伤之阳也。(《长沙药解·卷一·人参》)

渴欲饮水，口干舌燥者，白虎加人参汤主之。方见暍病。

渴欲饮水，口干舌燥者，金被火刑，热伤肺气，不能化生津液，泽脏腑而润口舌也。(《金匮悬解·卷十一·内伤杂病·消渴六》)

服桂枝汤，大汗出后，大烦渴不解，脉洪大者，白虎加人参汤主之。方在太阳三十九。

服桂枝汤后，汗出表解，而津液亡泄，里热则增，是宜白虎清里。而大汗之后，大作烦渴，而脉又洪大，是亡津而气亦泄也。津由气化，《灵枢·决气》：上焦开发，宣五谷味，熏肤，充身，泽毛，若雾露之溉，是为气，此当益气以生津，故加人参。《素问·评热论》：脉躁疾，不为汗衰者死，以精气消亡，无以渗灌其枯燥也。白虎而加人参，使清气降洒，化而为露，滋润枯涸，涤洗烦躁，莫善于此矣。(《伤寒悬解·卷四·太阳经中篇·人参白虎证六》)

服桂枝汤，大汗出后，烦渴不解，脉又洪大者，汗亡津液也。津液虽耗，而汗泄阳虚，宜人参白虎（方在"太阳"），滋其枯燥。凡吐下之后，七八日不解，发热恶风，舌燥心烦，大渴饮冷，欲得数碗而后快者，概宜人参白虎也。(《伤寒说意·卷二·太阳经坏病·汗下后烦渴》)

阳明病，脉浮而紧，咽燥口苦，腹满而喘，发热汗出，不恶寒，反恶热，身重。若发汗，则躁，心愦愦，反谵语。若加烧针，必怵惕，烦躁不得眠。若下之，则胃中空虚。客气动膈，心中懊憹，舌上苔者，栀子豉汤主之。若渴欲饮水，口干舌燥者，白虎加人参汤主之。(《伤寒悬解·卷七·阳明经下篇·栀子白虎猪苓证十四》)

白　散 ———————————————————●

【组成用法】

白散十三

桔梗三分，贝母三分，巴豆一分（去皮，煮，研如脂）。

上二味，为末，内巴豆，更于臼中杵之，以白饮和服，强人半钱匕，弱者减之。(《伤寒悬解·卷三·太阳经上篇·五苓散三》)

【方解】

白散，桔梗、贝母清降其虚热，巴豆温破其实寒，令其涌泄而去，以绝根株。(《伤寒悬解·卷三·太阳经上篇·五苓散三》)

【主治】

病在膈上必吐，在膈下必利。不利，进热粥一杯，利过不止，进冷粥一杯。身热，皮粟不解，欲引衣自覆者，若以水噀之洗之，益令热不得去。当汗而不汗，则烦。(《伤寒悬解·卷三·太阳经上篇·五苓散三》)

白术散 ———————————————————●

【组成用法】

白术散百五十九

白术、蜀椒、芎藭、牡蛎等分。

上四味，杵为散，酒服一钱匕，日三服，夜一服。(《金匮悬解·卷但苦腹痛，加芍药。心下毒痛，倍加芎劳。心烦吐痛，不能食饮，加细辛一两，半夏大者二十枚，服之后，更以醋浆水服之。若呕，以醋浆水服之。服不解者，小麦汁服之。已后渴者，大麦粥服之。病虽愈，服之勿置。（《金匮悬解·卷二十·妇人·妊娠十养胎九》）

【方解】

白术散，术、椒燥土而暖水，芎劳疏木而达郁，牡蛎消瘀而散结，敛神而保精，养胎之善方也。（《金匮悬解·卷二十·妇人·妊娠十养胎九》）

白术散，白术、蜀椒、川芎、牡蛎等分。妊娠养胎。以胎妊之病，水寒土湿，木气郁结，而克脾土，则脾困不能养胎。白术补土燥湿，蜀椒暖水敛火，芎劳疏乙木之郁，牡蛎消肝气之结也。（《长沙药解·卷一·白术》）

【主治】

妊娠养胎，白术散主之。

胎之所以失养者，土湿水寒而木气郁结也。妊娠养胎，燥土暖水，疏木散结而已矣。（《金匮悬解·卷二十·妇人·妊娠十养胎九》）

白术散，方在白术。用之养妊娠胎气，心中痛者，倍加芎劳。（《长沙药解·卷二·芎劳》）

白术散，方在白术。用之养妊娠胎气，以其消瘀而除烦也。（《长沙药解·卷四·牡蛎》）

白术散，方在白术。用之养妊娠胎气，以胎遇寒湿，则伤殒坠，蜀椒燥湿土而温水也。（《长沙药解·卷一·蜀椒》）

白术散，方在白术。用之治妊娠作渴，以其润肺而生津也。（《长沙药·解·卷一·大麦》）

白通汤

【组成用法】

白通汤九十四

葱白四支，干姜三钱五分，附子一枚（生用，破八片，去皮）。

水三杯，煎一杯，分温二服。（《伤寒说意·卷九·少阴经·下利脉微》）

白通汤九十四

葱白四茎，干姜一两，附子一枚（生用，去皮，破八片）。

上三味，以水三升，煎一升，去滓，分温再服。（《伤寒悬解·卷十一·少阴脏病·白脉汤证二十三》）

【方解】

白通汤，姜、附回阳，葱白达郁，阳回气达，则利止而脉出矣。（《伤寒悬解·卷十一·少阴脏病·白脉汤证二十三》）

下利脉微者，阳虚脾陷，经气不通也。宜白通汤，姜、附温中下而回阳，葱白通经络而复脉也。（《伤寒说意·卷九·少阴经·下利脉微》）

【主治】

若下利脉微者，与白通汤。（《伤寒说意·卷九·少阴经·下利脉微》）

少阴病，下利，白通汤主之。

少阴病，下利，气虚阳陷，则脉绝不出。（《伤寒悬解·卷十一·少阴脏病·白脉汤证二十三》）

下利脉微者，阳虚脾陷，经气不通也，宜白通汤。（《伤寒说意·卷九·少阴经·下利脉微》）

治少阴病，下利。以寒水侮土，清气下陷，而为泄利，姜、附温水土之寒，葱白升清气之陷也。（《长沙药解·卷三·葱白》）

白通加猪胆汁汤 ————————————————————●

【组成用法】

白通加猪胆汁汤九十五

葱白四支，干姜三钱五分，附子一枚（生用），人尿半杯，猪胆汁一匙。

水三杯，煎一杯，去渣，内猪胆汁、人尿，和匀，分温再服。无胆亦可用。（《伤寒说意·卷九·少阴经·下利脉微》）

白通加猪胆汁汤九十五

葱白四茎，干姜一两，附子一枚（去皮，破八片，生用），人尿五合，猪胆汁一合。

上三味，以水三升，煮取一升，去滓，内胆汁、人尿，和令相得，分温再服。若无胆，亦可用。（《伤寒悬解·卷十一·少阴脏病·桃花汤证二十六》）

【方解】

白通汤原为下利脉微，故以葱白通其脉。乃下利脉微者，与白通汤而下利不止，厥逆无脉，加以干呕而心烦者，此以阴盛阳格，姜、附不得下达，愈增上热，故下利脉微依然，而呕烦并作。宜白通加猪胆汁汤，人尿、猪胆清君相而除烦呕，姜、附下行而温水土，葱白上达而通经脉。脉应出矣，而出不宜骤，服汤而脉暴出者，阳根已绝而外脱则死，脉微续者，阳根未断而徐回则生也。（《伤寒悬解·卷十一·少阴脏病·白通猪胆汁证二十四》）

【主治】

治少阴病下利，厥逆无脉，干呕心烦者。以水寒土败，君相皆飞，甲木克胃，故生干呕，丁火失根，故觉心烦。猪胆汁清相火而止呕，人尿清君火而除烦也。（《长沙药解·卷二·猪胆汁》）

若下利脉微者，与白通汤。下利不止，厥逆无脉，干呕而心烦者，此水寒土湿，脾陷胃逆，经脉不通，而胆火上炎也，宜白通加猪胆汁汤，姜、附回阳，葱白通经，人尿、猪胆清其上炎之相火。服汤后，脉暴出者死，阳气绝根而外脱也，脉微续者生，阳气未断而徐回也。（《伤寒说意·卷九·少阴经·下

利脉微》)

白头翁汤 ————————————————●

【组成用法】

白头翁汤一百三

白头翁一两，黄连一两，黄柏一两，秦皮一两。

水七杯，煎二杯，温服一杯。不愈，再服。(《伤寒说意·卷十·厥阴经·阳复》)

白头翁汤百三

白头翁二两，黄连三两，黄柏三两，秦皮三两。

上四味，以水七升，煮取二升，去滓，温服一升。不愈，再服一升。(《伤寒悬解·卷十二·厥阴经全篇·阳回有热证七》)

白头翁汤九十

白头翁三两，黄连三两，黄柏二两，秦皮三两。

上四味，以水七升，煮取三升，去滓，温服一升。不愈，更服。(《金匮悬解·卷十三·内伤杂病·下利二十四》)

【方解】

白头翁汤，白头翁泻其相火，黄连泻其君火，黄柏、秦皮清其肝火也。(《伤寒说意·卷十·厥阴经·阳复》)

白头翁清少阳之相火，黄连清少阴之君火，黄柏、秦皮泻厥阴之湿热也。(《金匮悬解·卷十三·内伤杂病·下利二十四》)

【主治】

热利下重者，白头翁汤主之。

阳回热过，肝气郁陷，泄利未止，而益以后重，宜白头翁汤清其郁热也。(《伤寒悬解·卷十二·厥阴经全篇·阳回热利证九》)

肝气遏陷，郁生下热，魄门重坠者，宜白头翁汤。(《金匮悬解·卷十三·内伤杂病·下利二十四》)

下利而渴，欲饮水者，以其阳回而有热也，宜白头翁汤。白头翁泻其相火，黄连泻其君火，黄柏、秦皮清其肝火也。大抵厥阴之病，渴欲饮水者，皆阳复而热生，可少少与水，滋其干燥，自能愈也。若热利下重者，则肝木郁陷，而生下热，宜白头翁汤，清其肝火也。(《伤寒说意·卷十·厥阴经·阳复》)

治厥阴病，热利下重，欲饮水者，以己土湿陷，木郁而生下热，不能疏泄水道，则为下利。缘风木之性，愈郁则愈泄，水道不开，谷道必不能闭也。足厥阴风木，手少阳相火，俱陷于大肠，故魄门郁热而重坠。手少阳下陷，则足少阳上逆，君相合气，升炎于上，故渴欲饮水。白头翁清少阳之相火，黄连清少阴之君火，黄柏、秦皮泻厥阴之湿热也。(《长沙药解·卷二·白头翁》)

白头翁汤，方在白头翁。用之治厥阴病，热利下重者。以木郁则利作，郁陷而生下热，黄柏泻郁陷之下热而举重坠也。(《长沙药解·卷二·黄柏》)

白头翁汤，方在白头翁。治厥阴下利，热渴饮水者。(《长沙药解·卷四·黄连》)

白头翁加甘草阿胶汤

【组成用法】

白头翁加甘草阿胶汤百六十四

白头翁三两，黄连三两，黄柏三两，秦皮三两，甘草二两，阿胶二两。

上六味，以水七升，煮取二升半，内胶，令消尽，分温三服。(《金匮悬解·卷二十一·妇人·产后十一下利二十一》)

【方解】

白头翁汤清其湿热，加甘草以培中气，阿胶以滋风木也。(《金匮悬解·卷

二十一·妇人·产后十一下利二十一》）

【主治】

产后下利，虚极，白头翁加甘草阿胶汤主之。

产后阳衰土湿，木郁生热，风木疏泄，而病下利。亡血之后，复苦泄利，虚惫极矣。（《金匮悬解·卷二十一·妇人·产后十一下利二十一》）

百合地黄汤

【组成用法】

百合地黄汤二十二

百合七枚，生地黄汁一升。

上先以水洗百合，浸一宿，当白沫出，去其水，更以泉水二升，煎取一升，去滓，内地黄汁，煎取一升五合，分温再服。中病，勿更服。大便当如漆。（《金匮悬解·卷六·外感杂病·百合五》）

【方解】

百合地黄汤，百合清金而除烦热，地黄泻胃而下瘀浊也。（《金匮悬解·卷六·外感杂病·百合五》）

百合地黄汤，方在百合。用之治百合初病，君百合以清肺热，地黄泄脏腑之瘀浊也。（《长沙药解·卷二·地黄》）

【主治】

百合病，不经吐下发汗，病形如初者，百合地黄汤主之。

百合病，不经吐下发汗，病形如初者，瘀热淫蒸，败浊未泄。（《金匮悬解·卷六·外感杂病·百合五》）

百合滑石散

【组成用法】

百合滑石散二十五

百合一两（炙），滑石二两。

上为散，饮服方寸匕，日三服。当微利，热除则止服。(《金匮悬解·卷六·外感杂病·百合八》)

【方解】

百合滑石散，百合清金而泻热，滑石利水而泻湿也。(《金匮悬解·卷六·外感杂病·百合八》)

【主治】

百合病，变发热者，百合滑石散主之。

百合病，变发热者，是湿动胃逆而肺气不降也。(《金匮悬解·卷六·外感杂病·百合八》)

百合滑石散，方在百合。用之治百合病，变发热者，以其利水而泻湿也。(《长沙药解·卷四·滑石》)

百合鸡子汤

【组成用法】

百合鸡子汤二十一

百合七枚，鸡子黄一枚。

上，先以水洗百合，浸一宿，当白沫出，去其水，更以泉水二升，煎取一升，去滓，内鸡子黄，搅匀，煎五分，温服。(《金匮悬解·卷六·外感杂病·百合四》)

【方解】

百合鸡子汤，百合清肺热而生津，鸡子黄补脾精而润燥也。（《金匮悬解·卷六·外感杂病·百合四》）

【主治】

百合病，吐之后者，百合鸡子汤主之。

百合病，得于吐之后者，是吐伤肺胃之津，燥动而火炎也。（《金匮悬解·卷六·外感杂病·百合四》）

百合鸡子汤，方在百合。用之治百合病，吐之后者，以其涤胃而降逆也。（《长沙药解·卷一·鸡子黄》）

百合洗方 ●

【组成用法】

百合洗方二十三

百合一升。

上百合一味，以水一斗，浸之一宿，以洗身。洗后食煮饼，勿以盐豉也。（《金匮悬解·卷六·外感杂病·百合六》）

【方解】

百合洗方，润皮毛而清肺燥也。（《金匮悬解·卷六·外感杂病·百合六》）

【主治】

百合病，一月不解，变成渴者，百合洗方主之。

百合病，一月不解，变成渴者，是金被火刑，津枯而肺燥也。（《金匮悬解·卷六·外感杂病·百合六》）

百合知母汤

【组成用法】

百合知母汤十九

百合七枚，知母三两。

上，先以水洗百合，渍一宿，当白沫出，去其水，更以泉水二升，煎取一升，去滓，别以泉水二升煎知母，取一升，去滓，后合和，煎取一升五合，分温再服。(《金匮悬解·卷六·外感杂病·百合二》)

【方解】

百合知母汤，百合清肺而生津，知母凉金而泻火也。(《金匮悬解·卷六·外感杂病·百合二》)

【主治】

百合病，发汗后者，百合知母汤主之。

百合之病，即其溺时头痛观之，是病在气分也。主气者肺，肺朝百脉，百脉之气，受之于肺，一呼则百脉皆升，一吸则百脉皆降，呼吸出入，百脉关通，是以肺病则百脉皆病。肺气清明，则神思灵爽，甘寝饱食，肺气不清，则郁闷懊恼，眠食损废矣。是宜清肺，肺气清和，百脉自调。而其由来非一，则用法不同。若得于发汗之后者，是汗亡肺津，金被火刑也。(《金匮悬解·卷六·外感杂病·百合二》)

治百合病，发汗后者。伤寒之后，邪气传变，百脉皆病，是为百合。其证眠食俱废，吐利皆作，寒热难分，坐卧不安，口苦便赤，心烦意乱，不能指其为何经何脏之病也。然百脉之气，受之于肺，肺者，百脉之宗也，是宜清肺。(《长沙药解·卷三·百合》)

柏叶汤

【组成用法】

柏叶汤四十二

柏叶三两，干姜三两，艾三把。

上三味，以水五升，取马通汁一升，合煮取一升，分温再服。马通即马屎也。(《金匮悬解·卷八·内伤杂病·吐衄十二》)

【方解】

柏叶汤，干姜温中而降逆，柏、艾、马通敛肺而止血也。(《金匮悬解·卷八·内伤杂病·吐衄十二》)

【主治】

吐血不止者，柏叶汤主之。

吐血不止者，中寒胃逆，而肺金失敛也。(《金匮悬解·卷八·内伤杂病·吐衄十二》)

柏叶汤，方在柏叶。用之治吐血不止，以其敛气而收血也。(《长沙药解·卷二·马通》)

半夏干姜散

【组成用法】

半夏干姜散七十九

半夏、干姜等分。

上二味，杵为散，取方寸匕，浆水一升半，煎取七合，顿服之。(《金匮悬解·卷十三·内伤杂病·呕吐二十》)

【主治】

干呕，吐逆，吐涎沫，半夏干姜散主之。

干呕，吐逆，吐涎沫，胃寒而气逆也。(《金匮悬解·卷十三·内伤杂病·呕吐二十》)

治干呕，吐逆，吐涎沫。以中寒胃逆，浊阴冲塞，肺气埋郁，淫蒸涎沫。干姜温中而下冲气，半夏降逆而荡瘀浊也。(《长沙药解·卷一·半夏》)

半夏厚朴汤

【组成用法】

半夏厚朴汤百七十二

半夏一升，厚朴三两，生姜五两，干苏叶二两，茯苓四两。

上五味，以水一斗，煮取四升，分温四服，日三夜一服。(《金匮悬解·卷二十二·妇人·杂病十三咽中炙脔二十九》)

【方解】

半夏厚朴汤，茯苓泻湿而消瘀，朴、半、姜、苏降逆而散滞也。(《金匮悬解·卷二十二·妇人·杂病十三咽中炙脔二十九》)

【主治】

妇人咽中如有炙脔，半夏厚朴汤主之。

湿土埋塞，浊气上逆，血肉凝涩，结而不消，则咽中如有炙脔。(《金匮悬解·卷二十二·妇人·杂病十三咽中炙脔二十九》)

半夏麻黄汤

【组成用法】

半夏麻黄丸四十

半夏、麻黄等分。

上二味，末之，炼蜜和丸，小豆大，饮服三丸，日三服。(《金匮悬解·卷八·内伤杂病·惊悸四》)

【主治】

心下悸者，半夏麻黄丸主之。

阳衰土湿，升降失政，胃土上逆，心下郁塞，碍厥阴升路，风木上行，不得顺达，郁勃鼓荡，是以心下悸动。半夏麻黄丸，半夏降胃逆而驱浊阴，麻黄泻埋塞而开径路也。

惊悸之证，土湿胃逆，阳气升泄，神魂失藏，多不能寐。《灵枢·邪客》：卫气独卫其外，行于阳，不得入于阴，行于阳则阳气盛，不得入于阴，阴虚故目不瞑，饮以半夏汤一剂，阴阳已通，其卧立致，正此义也。

内伤外感惊悸之证，皆少阳之阳虚（土败胃逆，胆木失根故也），惟少阳伤寒小建中、炙甘草二证，是少阳之阳旺者（足少阳化气于相火）。汗下伤中，阳亡土败，甲木拔根，相火升炎，故以生地、芍药，泻其相火（此在内伤，必是火败，以伤寒表邪，郁其相火，是以火旺也）。然火自旺而土自虚，非表里阳盛者（小建中、炙甘草，皆培土而泻火）。除此无阳旺之惊悸矣。

后世庸工，归脾加减、天王补心之方，滋阴泻阳，误尽天下苍生。至今海内宗之，加以俗子表章，其祸愈烈。此关天地杀运，非一人之力所能挽也。

(《金匮悬解·卷八·内伤杂病·惊悸四》)

治心下悸者。以阳衰土湿，升降失政，脾陷而乙木不得直升，则郁勃而为悸，胃逆而甲木不能顺降，则悬虚而为惊。胃土上逆，浊阴填塞，心下更郁，经络壅涩，碍厥阴风木升达之路，是以心悸动。《素问》：胃之大络，名曰虚里，出于左乳下，其动应衣，即此谓也。惊原于魂气之虚飘，悸原于经气之阻碍。半夏降胃逆而驱浊阴，麻黄开埋郁而通络路也。(《长沙药解·卷一·半夏》)

半夏散

【组成用法】

半夏散八十八

半夏（洗）、桂枝（去皮）、甘草（炙），以上等分。

上三味，各别捣筛已，合治之，白饮和服方寸匕，日三服。若不能服散者，以水一升，煎七沸，内散两方寸匕，更煎三沸，下火，令小冷，少少咽之。（《伤寒悬解·卷十一·少阴脏病·半夏散证十二》）

半夏散（八十八）

【方解】

半夏、桂枝降其冲逆，甘草和其急迫也。（《长沙药解·卷一·半夏》）

【主治】

病人脉尺寸俱紧，是表里皆实，法当无汗，而反汗出者，阳亡而不守也，此属少阴脏病，必当咽痛而复吐利。以少阴水旺土湿，升降倒行，胃逆而贼于甲木，则为呕吐，脾陷而贼于乙木，则为泄利，甲木上冲，浊气壅塞，是以咽痛也。

凡少阴病二三日咽痛者，可与甘草汤，泻热而缓迫急也。不差者，与桔梗汤，散结而下冲逆也。咽喉疼痛，率缘浊气冲逆不降，宜半夏散，半夏降其浊，桂枝下其冲也。若咽喉生疮，不能语言，声音不出者，是浊气冲逆，伤其上窍也，宜苦酒汤，半夏降其浊，苦酒消其肿，鸡子发其声音也。

若上病咽痛，下病泄利，胸满而心烦者，以胆胃上逆，故咽痛胸满，肝脾下陷，故泄利，宜猪肤汤。猪肤、白蜜，润燥而除烦，清热而止痛；白粉收滑脱而止泄利也。（《伤寒说意·卷九·少阴经·咽痛》）

半夏泻心汤

【组成用法】

半夏泻心汤七十五

半夏一两七钱，人参一两，干姜一两，甘草一两，大枣十二枚，黄芩一两，黄连三钱五分。

水十杯，煎六杯，去渣，再煎三杯，温服一杯，日三服。(《伤寒说意·卷七·少阳经坏病·误下成痞》)

半夏泻心汤七十七

半夏八两（洗），黄芩三两，黄连一两，干姜三两，人参三两，甘草三两（炙），大枣十二枚。

上七味，以水一斗，煮取六升，去滓，再煎，取三升，温服一升，日三服。(《金匮悬解·卷十三·内伤杂病·呕吐十七》)

半夏泻心汤，半夏半升，人参、甘草、干姜、黄芩、黄连各三两，大枣十二枚。(《长沙药解·卷一·半夏》)

【方解】

参、甘、姜、枣，温补中脘之虚寒；黄芩、黄连，清泻上焦之郁热；半夏降胃气而消痞满也。《金匮》治呕而肠鸣，心下痞者。中气虚寒则肠鸣，胃气上逆则呕吐也。(《长沙药解·卷一·半夏》)

【主治】

呕而肠鸣，心下痞者，半夏泻心汤主之。

寒邪冲激，则肠中雷鸣。胆胃升郁，则心下痞硬。心痞则火无降路，必生上热。(《金匮悬解·卷十三·内伤杂病·呕吐十七》)

妇人吐涎沫，医反下之，心下即痞，当先治其吐涎沫，小青龙汤主之，方在"痰饮"。涎沫止，乃治痞，半夏泻心汤主之。方在"呕吐"。

妇人时吐涎沫，此水气内格，肺金不降，津液凝瘀而上溢也。医下之，土败胃逆，浊气填塞，心下即痞。当先治其吐涎沫，以小青龙汤泻其积水，涎沫

即止，乃治其痞，痞证浊阴痞塞，阳不根阴，二火升炎，下寒上热。(《金匮悬解·卷二十二·妇人·杂病十一·吐涎心痞二十七》)

伤寒五六日，呕而发热者，柴胡汤证具，而以他药下之，柴胡证仍在者，复与柴胡汤，此虽已下之，不为逆，必蒸蒸而振，却发热汗出而解。若心下满而硬痛者，此为结胸也，大陷胸汤主之。方在太阳百十一。但满而不痛者，此为痞，柴胡汤不中与也，宜半夏泻心汤。

呕而发热，柴胡证具，不解经邪，而以他药下之，柴胡证仍在，是表阳未陷，邪犹在经，宜复与柴胡汤，以解经邪。此虽已下之，不至为逆，必蒸蒸而振栗，却发热汗出而解。若下后经证已罢，心下满而硬痛者，此表阳内陷，热入而为结胸也，宜大陷胸汤。但满而不痛者，此里阴上逆，而为痞也，柴胡汤不中与也，宜半夏泻心汤。参、甘、姜、枣温补中脘之虚寒，黄芩、黄连清泻上焦之郁热，半夏降浊阴而消痞满也。方以半夏名，因原有呕证，下后气愈逆而呕愈增也。(《伤寒悬解·卷九·少阳经下篇·结胸痞证五》)

治少阳伤寒，下后心下痞满而不痛者。以中气虚寒，胃土上逆，迫于甲木，经气结涩，是以作痞。少阳之经，循胃口而下胁肋，随阳明而下行，胃逆则胆无降路，故与胃气并郁于心胁。甲木化气于相火，君相同气，胃逆而君相皆腾，则生上热。(《长沙药解·卷一·半夏》)

奔豚汤 ⬤

【组成用法】

奔豚汤四十四

甘草二两，半夏四两，生姜四两，芍药二两，当归二两，芎劳二两，黄芩二两，生葛五两，甘李根白皮一升。

上九味，以水二升，煮取五升，温服一升，日三夜一服。(《金匮悬解·卷九·内伤杂病·奔豚二》)

【方解】

奔豚汤，甘草补土而缓中，生姜、半夏降胸膈之冲逆，黄芩、生葛清胆胃之郁热，芎、归、芍药疏木而润风燥，李根白皮清肝而下奔气也。(《金匮悬解·卷九·内伤杂病·奔豚二》)

以风木勃发，则生烦躁，生葛清风而润燥，泻热而除烦也。(《长沙药解·卷一·葛根》)

以风木郁冲，则气阻而痛作，芎藭疏木而达木郁，散滞气而止疼痛也。(《长沙药解·卷二·芎藭》)

【主治】

奔豚，气上冲胸，腹痛，往来寒热，奔豚汤主之。

奔豚之发，木胜而土败也。木邪奔发，气上冲胸，脾土被贼，是以腹痛。肝胆同气，木气上冲，胆木不得下行，经气郁迫，故往来寒热。以少阳之经，居半表半里之间，表阳里阴，迭为胜负，则见寒热之往来。厥阴，风木之气，风动血耗，木郁热发。(《金匮悬解·卷九·内伤杂病·奔豚二》)

鳖甲煎丸 ━━━━━━━━━━━━━━━━━━━━●

【组成用法】

鳖甲煎丸十八

鳖甲十二分（炙），半夏一分，柴胡六分，黄芩三分，人参一分，干姜三分，桂枝三分，阿胶三分，芍药五分，大黄三分，厚朴三分，葶苈一分（熬），石韦三分（去毛），瞿麦二分，赤硝十二分，桃仁四分，乌扇三分（烧），紫葳二分，蜣螂六分（熬），鼠妇三分（熬），蜂窠四分（炙），䗪虫五分（熬），丹皮五分。

上二十三味，为末，取煅灶下灰一斗，清酒一斛五斗浸灰，俟酒尽一半，着鳖甲于中，煮令泛烂如胶漆，绞取汁，内诸药，煎为丸，如梧桐子大，空心

服七丸，日三服。（《金匮悬解·卷五·外感杂病·疟病五》）

【方解】

鳖甲煎丸，鳖甲行厥阴而消癥瘕，半夏降阳明而消痞结，柴胡、黄芩清泻少阳之表热，人参、干姜温补太阴之里寒，桂枝、芍药、阿胶疏肝而润风燥，大黄、厚朴泻胃而清郁烦，葶苈、石韦、瞿麦、赤硝利水而泻湿，丹皮、桃仁、乌扇、紫葳、蜣螂、鼠妇、蜂窠、䗪虫破瘀而消癥也。（《金匮悬解·卷五·外感杂病·疟病五》）

【主治】

病疟以月一日发，当以十五日愈，设不瘥，当月尽解，如其不瘥，当云何？师曰：此结为癥瘕，名曰疟母，急治之，宜鳖甲煎丸。

病疟以此月之初一日发，五日一候，三候一气，十五日气候一变，故当愈。设其不瘥，再过一气，月尽解矣。如其仍然不瘥，此其邪气盘郁，结为癥瘕，名曰疟母。（《金匮悬解·卷五·外感杂病·疟病五》）

鳖甲煎丸，方在鳖甲。用之治病疟日久，结为癥瘕，以其破血而消坚也。（《长沙药解·卷二·鼠妇》）

柴胡桂枝干姜汤 ————————————————●

【组成用法】

柴胡桂枝干姜汤七十四

柴胡二两八钱，黄芩一两，甘草七钱，桂枝一两，干姜一两，牡蛎一两，栝蒌根一两四钱。

水十二杯，煎六杯，去渣，再煎三杯，温服一杯，日三服。初服微烦，复服汗出愈。（《伤寒说意·卷七·少阳经坏病·汗下后寒湿发黄》）

柴胡八两，黄芩三两，甘草三两（炙），桂枝三两（去皮），干姜二两，牡蛎二两，栝蒌根四两。

上七味，以水一斗，煮取六升，去滓，再煎取三升，温服一升，日三服。初服微烦，复服汗出便愈。（《金匮悬解·卷五·外感杂病·疟病五》）

柴胡桂枝干姜汤七十四

柴胡半斤，黄芩三两，甘草二两，干姜三两，桂枝三两，牡蛎二两，栝蒌根四两。

上七味，以水一斗二升，煮取六升，去滓，再煎取三升，温服一升，日三服，初服微烦，复服汗出便愈。（《伤寒悬解·卷九·少阳经下篇·少阳坏病入太阴去路柴胡桂枝干姜证一》）

【方解】

柴胡桂枝干姜汤，柴胡、黄芩疏甲木而清相火，桂枝、栝蒌达乙木而清燥金，姜、甘温中而培土，牡蛎除满而消结也。（《伤寒悬解·卷九·少阳经下篇·少阳坏病入太阴去路柴胡桂枝干姜证一》）

【主治】

伤寒五六日，已发汗而复下之，胸胁满微结，小便不利，渴而不呕，但头汗出，往来寒热，心烦者，此为未解也，柴胡桂枝干姜汤主之。

伤寒五六日，已发汗而复下之，伤其中气，胆胃俱逆，胸胁满结。脾湿肝遏，小便不利。胆火刑肺，是以渴生。胃逆未甚，不至作呕。相火逆升，故头上汗出。营卫交争，故往来寒热。君相升泄，是以心烦。此为少阳之经而传太阴之脏，表里俱未解也。（《伤寒悬解·卷九·少阳经下篇·少阳坏病入太阴去路柴胡桂枝干姜证一》）

柴胡桂枝汤 ————————————————————●

【组成用法】

柴胡桂枝汤六十六

柴胡四两，黄芩一两五钱，人参一两五钱，半夏二合五分，大枣六枚，生姜一两五钱，桂枝一两五钱，芍药一两五钱，甘草一两（炙）。

上九味，以水七升，煮取三升，去滓，温服一升。（《伤寒悬解·卷八·少阳经上篇·柴胡桂枝证六》）

柴胡桂枝汤六十六

柴胡一两四钱，黄芩五钱，人参五钱，半夏八钱，甘草三钱五分，生姜五钱，大枣六枚，桂枝五钱，芍药五钱。

水七杯，煎三杯，温服一杯。（《伤寒说意·卷六·少阳经·少阳连太阳经证》）

【主治】

伤寒六七日，发热，微恶寒，肢节烦疼，微呕，心下支结，外证未去者，柴胡桂枝汤主之。

太阳病，发热恶寒，骨节疼痛，此发热恶寒，肢节烦痛者，以太阳之外证未去，而相火旺于半表，故恶寒不甚，甲木侵克戊土，土主四肢，故痛在四肢。《素问·太阴阳明论》：四肢皆禀气于胃，胃与四肢气脉流通，则疼痛不作，胃病而气不四达，四肢经络，壅滞不行，是以痛生。节者，四肢之溪谷，经气郁遏，溪谷填塞，故痛在骨节。相火郁发，是以烦生也。少阳经自胃口旁下胁肋，故心下支结（支结者，旁支偏结也）。经病多而腑病少，故微呕不甚。此皆少阳之病，而微见恶寒，则太阳之外证未去也，宜柴胡合桂枝，双解太少之经邪也。

小柴胡加减，外有微热者加桂枝，此微恶寒，即外有微热之互文。少阳以相火化气，寒往则纯是发热。若但热无寒，则发热更剧，无发热而兼恶寒者。微有恶寒，或外热轻微，便是太阳外证未去，故与桂枝汤合用。伤寒而不用麻黄者，以其恶寒之微也。（《伤寒悬解·卷八·少阳经上篇·柴胡桂枝证六》）

柴胡加龙骨牡蛎汤

【组成用法】

柴胡加龙骨牡蛎汤七十二

柴胡四两，半夏二合（洗），人参一两五钱，大枣六枚，生姜一两五钱，桂枝一两五钱，茯苓一两五钱，大黄二两，铅丹一两五钱，龙骨一两五钱，牡蛎一两五钱。

上十一味，以水八升，煮取四升，内大黄，切如棋子大，更煮一二沸，去滓，温服一升。（《伤寒悬解·卷九·少阳经下篇·柴胡龙骨牡蛎证五》）

柴胡加龙骨牡蛎汤七十三

柴胡一两四钱，人参五钱，半夏七钱，生姜五钱，大枣六枚，龙骨五钱，牡蛎七钱，桂枝五钱，茯苓五钱，铅丹五钱，大黄三钱五分。

水八杯，煎四杯，入大黄，切如棋子，煮一两沸，去渣，温服一杯。（《伤寒说意·卷七·少阳经坏病·下后心惊》）

【方解】

柴胡加龙骨牡蛎汤，茯苓祛湿，大黄泻热，人参、大枣补中，半夏、铅丹降逆，龙骨、牡蛎敛其神魂，姜、桂、柴胡行其经络也。（《伤寒说意·卷七·少阳经坏病·下后心惊》）

【主治】

凡少阳中风，两耳无闻，目睛色赤，胸满而心烦者，是胃气上逆，贼于甲木，不可吐下，吐下则甲木升摇，悸而且惊。盖甲木化气于相火，随肺胃下降而归命门，相火下蛰，故上窍清虚，耳目聪明。中虚胃逆，肺金失敛，甲木无下行之路，浊气填塞则耳聋，相火上炎则目赤。甲木刑胃，上脘郁迫则胸满。甲木失归，相火升发则烦生。吐下伤其中气，肺胃愈逆，甲木拔根，魂浮胆怯，是以悸而且惊也。

若伤寒八九日，医误下之，以致胸满心烦，惊悸谵语，小便不利，一身尽重，不可转侧者，是下伤中气，湿动胃逆，胆木拔根，神魂不谧，相火升炎，

郁生上热也，而经邪未解，表里皆病。宜柴胡加龙骨牡蛎汤。(《伤寒说意·卷七·少阳经坏病·下后心惊》)

柴胡加芒硝汤 ————————————●

【组成用法】

柴胡加芒硝汤七十三

柴胡半斤，黄芩三两，半夏半升（洗），生姜三两，人参三两，甘草三两，大枣十二枚，芒硝六两。

于小柴胡汤内加芒硝六两，余依前法。不解，更服。(《伤寒悬解·卷九·少阳经下篇·大柴胡证八》)

柴胡加芒硝汤七十二

柴胡一两八钱，黄芩一两，人参一两，半夏一两七钱，甘草一两，生姜一两，大枣十二枚，芒硝二两。

煎服如小柴胡法。不解，更服。(《伤寒说意·卷七·少阳经坏病·汗后心悸》)

【主治】

伤寒十三日不解，胸胁满而呕，日晡所发潮热，已而微利，此本柴胡证，下之而不利，今反利者，知医以丸药下之，非其治也。潮热者，实也，先宜小柴胡汤以解外，后以柴胡加芒硝汤主之。

十三日不解，已过再经之期。胸胁满而呕，是少阳经证。日晡时发潮热，是阳明腑证。腑病则大便续硬，乃已而微利，定服丸药矣。少阳而兼阳明，此本大柴胡证，下之当腑热清而不利，今反利者，知医以丸药下之，缓不及事，而又遗其经证。表里俱未罢，经邪束迫，腑热日增，故虽利不愈，此非其治也。潮热者，胃家之实也，是固宜下，而胸胁之满，尚有少阳证，先宜小柴胡汤以解其外，后宜柴胡加芒硝汤主之，解外而并清其里也。但加芒硝而不用

大黄者，以丸药下后，宿物去而腑热未清也。（《伤寒悬解·卷九·少阳经下篇·大柴胡证八》）

本柴胡汤证，法不宜下，而误下之，柴胡证罢，此为坏病。若柴胡证不罢者，复与柴胡汤，必蒸蒸而振摇，却发热汗出而解。以下伤胃气，卫气不能遽发，故战栗振摇，而后汗出。表解邪退，未为坏也。

如过经十余日，反二三下之，四五日后，柴胡证应罢矣，若柴胡证仍在者，先与小柴胡汤，以解其外，使呕吐不止，心下急迫，郁郁微烦者，此阳明之腑束于少阳之经，表里合病，宜大柴胡汤，表里双解也。

如伤寒十三日不解，期过再经，胸胁满胀作呕，日晡潮热，服下药不解，已而微利，此本大柴胡证，下之不利，今反利者，知医以丸药下之，遗其表证。表邪不解，内热复郁，故虽利而不愈，此非其治也。其潮热者，胃肠之实，宜清其里，但胸胁胀满，上下呕泄，是外有经证，先宜小柴胡以解外，复以柴胡加芒硝汤，清其里热也。（《伤寒说意·卷七·少阳经坏病·表里双解》）

柴胡去半夏加栝蒌根汤 ———————●

【组成用法】

柴胡八两，黄芩三两，人参三两，甘草二两，生姜三两，大枣十二枚，栝蒌根四两。

上七味，以水一斗二升，煮取六升，去滓，再煎，取三升，温服一升，日三服。（《金匮悬解·卷五·外感杂病·疟病五》）

【主治】

《外台》柴胡去半夏加栝蒌根汤三方，治疟病发渴者，亦治劳疟。（《金匮悬解·卷五·外感杂病·疟病五》）

赤石脂禹余粮汤

【组成用法】

赤石脂禹余粮汤五十

赤石脂五两六钱（研），禹余粮五两六钱（研）。

水六杯，煮取二杯，分三服。(《伤寒说意·卷三·太阳经坏病结胸痞证·泻心变法》)

赤石脂禹余粮汤五十一

赤石脂一斤，禹余粮一斤（碎）。

上二味，以水六升，煮取二升，去滓，三服。(《伤寒悬解·卷五·太阳经下篇·赤石脂禹余粮汤证七》)

【主治】

伤寒，服汤药，下利不止，心下痞硬，服泻心汤已，复以他药下之，利不止，医以理中与之，利益甚，理中者，理中焦，此利在下焦，赤石脂禹余粮汤主之。复利不止者，当利其小便。

伤寒，误服寒凉汤药，伤其中气，利下不止，心下痞硬。服泻心汤已，下利未止，谓其中有积热，复以他药下之，阳气脱陷，下利不止。医又意中寒，以理中与之，其利益甚。理中者，但理中焦，此之下利，在于下焦滑脱，何以能止！宜赤石脂禹余粮汤，固下焦之滑脱，利乃可止也。若使复利不止者，必由土湿水停，前窍不通，而后注二肠，当利其小便，水道开而谷道合矣。(《伤寒悬解·卷五·太阳经下篇·赤石脂禹余粮汤证七》)

赤丸

【组成用法】

赤丸百三十一

茯苓四两，乌头二两，半夏四两，细辛一两。

上四味，末之，内真珠为色，炼蜜丸如麻子大，先食酒下三丸，日再夜一服。不知，稍增之，以知为度。真珠即朱砂，非宝珠也。(《金匮悬解·卷十七·内伤杂病·腹满十二》)

【方解】

赤丸，茯苓、乌头泻水而驱寒湿，半夏、细辛降浊而下冲气，真珠保护心君而止疼痛也。(《金匮悬解·卷十七·内伤杂病·腹满十二》)

【主治】

寒气厥逆，赤丸主之。

寒气厥逆，寒气在内，手足厥冷也。四肢秉气于脾胃，寒水侮土，四肢失秉，是以厥逆。寒水上凌，心火渐败，是宜泻寒水而护心君。(《金匮悬解·卷十七·内伤杂病·腹满十二》)

赤小豆当归散 ————————————●

【组成用法】

赤小豆当归散二十九

赤小豆三升（浸令芽出，曝干），当归十两。

上二味，杵为散，浆水服方寸匕，日三服。(《金匮悬解·卷六·外感杂病·狐惑二》)

【方解】

赤小豆当归散，小豆利水而燥湿土，当归养血而润风木也。(《金匮悬解·卷八·内伤杂病·下血十三》)

【主治】

病者脉数，无热，微烦，默默但欲卧，汗出，初得之三四日目赤如鸠眼，七八日，目四眦黑，若能食者，脓已成也，赤小豆当归散主之。

病者脉数，而无表热，郁郁微烦，默默欲卧，自汗常出，此狐惑之湿旺而木郁者。初得之三四日目赤如鸠眼，七八日目之四眦皆黑，以肝窍于目，藏血而胎火，木郁生热，内蒸而不外发，故脉数而身和。木贼土困，故烦郁而欲卧。风木疏泄，故见自汗。邪热随经而走上窍，故目如鸠眼。营血腐败而不外华，故目眦灰黑，此必作痈脓。若能饮食者，脓已成也，以肉腐脓化，木郁松缓，是以能食。(《金匮悬解·卷六·外感杂病·狐惑二》)

下血，先血后便，此近血也，赤小豆当归散主之。方在狐惑。

下血，先血而后便者，此近血，在大便之下者也。脾土湿陷，肝气抑遏，木郁风动，疏泄失藏，则便近血。(《金匮悬解·卷八·内伤杂病·下血十三》)

大半夏汤

【组成用法】

大半夏汤七十

半夏二升（洗），人参三两，白蜜一升。

上三味，以水一斗二升，和蜜扬之二百四十遍，煮取二升半，温服一升，余分再服。(《金匮悬解·卷十三·内伤杂病·呕吐九》)

【方解】

大半夏汤，人参补中气之虚，白蜜润小肠之燥，半夏降胃气之逆，中气旺而水谷消，下窍开而渣滓降，浊气不升，呕吐自止也。(《金匮悬解·卷十三·内伤杂病·呕吐九》)

【主治】

胃反呕吐者，大半夏汤主之。

胃反呕吐者，前窍短涩，后门干燥，多有粪若羊矢之证。盖手足太阳，两经同气，水谷入胃，脾阳消磨，散其精华，上归于肺，雾气化津，传于膀胱小肠，水路清通，谷道滋润，是以小便不涩，大便不干。胃反气逆，肺金莫降，津液凝瘀，化生痰涎，二阴失滋，枯涩燥结，故粪如羊矢。下窍堵塞，浊气莫泄，逆而上冲，故呕吐不止。缘其阳衰土湿，中气颓败，不能腐熟水谷，化气生津，以滋肠窍，是以饮食不得顺下而逆行也。（《金匮悬解·卷十三·内伤杂病·呕吐九》）

大柴胡汤

【组成用法】

大柴胡汤七十

柴胡半斤，黄芩三两，芍药三两，半夏半斤（洗），生姜五两，大枣十二枚，枳实四枚（炙），大黄二两。

上八味，以水一斗二升，煮取六升，去滓，再煎，温服一升，日三服。（《伤寒悬解·卷八·少阳经上篇·大柴胡证十二》）

大柴胡汤七十

柴胡二两八钱，黄芩一两，半夏一两七钱，生姜一两七钱，大枣十二枚，芍药七钱，枳实四枚，大黄七钱。

水十二杯，煎六杯，去滓，再煎取三杯，温服一杯，日三服。（《伤寒说意·卷六·少阳经·少阳入阳明腑证》）

【方解】

大柴胡汤，柴、芩、芍药清解少阳之经，枳实、大黄寒泻阳明之腑，半夏、姜、枣降逆而补中也。（《金匮悬解·卷十七·内伤杂病·腹满十七》）

【主治】

伤寒发热，汗出不解，心下痞硬，呕吐而下利者，大柴胡汤主之。

伤寒表证发热，汗出当解，仍汗出不解是内有阳明里证。热自内发，非关表寒，汗去津亡，则燥热愈增矣。心中痞硬，是胆胃两家之郁塞也。呕吐而下利者，是戊土迫于甲木，上下二脘不能容纳水谷也。吐利心痞，自是太阴证，

而见于发热汗出之后，则非太阴，而阳明也。(《伤寒悬解·卷八·少阳经上篇·大柴胡证十二》)

伤寒后，脉沉沉者，内实也，下解之，宜大柴胡汤。方在少阳十三。

脉沉沉者，少阳之经郁逼阳明之腑也，故宜大柴胡汤，外散甲木之邪，内泄戊土之郁。表里双解，故曰下解。缘少阳经气不舒，遇侵胃腑，胃热而郁不得外达，故脉气沉沉而郁荡也。(《伤寒悬解·卷十四·汗下宜忌·可下七》)

太阳病，过经十余日，反二三下之，后四五日，柴胡证仍在者，先与小柴胡汤。呕不止，心下急，郁郁微烦者，为未解也，大柴胡汤下之则愈。方在少阳十三。

下后柴胡证仍在，若但有少阳经证而无阳明腑证，先与小柴胡汤，应当解矣。若呕不止，心下急，郁郁微烦者，是经迫而腑郁，为未解也，与大柴胡汤下之，经腑双解则愈矣。(《伤寒悬解·卷九·少阳经下篇·大柴胡证七》)

伤寒十余日，热结在里，复往来寒热者，与大柴胡汤。但结胸，无大热者，此为水结在胸胁也，但头微汗出者，大陷胸汤主之。方在太阳百十一。

伤寒十余日，热结在阳明之里，复往来寒热，火郁于少阳之表者，与大柴胡汤，双解表里之邪。若但是结胸，而里无大热者，此为阴阳逼蒸，而生水饮，结在胸胁之间也。但头上微汗出者，缘于肠热熏蒸。宜大陷胸汤，泻其胸胁之结水也。

太阳、阳明结胸，必兼少阳之邪，缘胆胃两经郁迫不降，而胸胁硬满，是为结胸之根。下之太早，里阴上逆，表阳内陷，则成结胸。而少阳脉循胁肋，故有胁下硬满之证也。(《伤寒悬解·卷九·少阳经下篇·结胸证四》)

太阳与少阳并病，头项强痛，或相火升浮，而生眩冒，时如结胸，心下痞硬者，此少阳阳明之经上逆而壅塞也，当刺肺俞、肝俞，散其郁结，慎勿发汗，汗亡津液，则相火燔腾，而生谵语，血枯木燥，而脉弦硬。若五六日，谵语不止，宜刺期门，以泻厥阴，肝胆同气，泻肝即所以泻胆也。汗既不可，下亦非宜，汗下伤中，甲木冲逆，此结胸之由来也。

若太阳少阳并病，而反下之，致成结胸，心下硬满，泄利不止，水浆不下，此少阳经气上逆而迫束阳明之腑也。相火升炎，其人必苦心烦。凡伤寒十余日，结热在里，而有阳明腑证，复往来寒热，而有少阳经证，宜大柴胡汤，双解表里。若但有结胸，而外无大热者，此为停水结在胸胁也，观其头上微汗出者，是水饮阻格，阳气升泄于上，宜大陷胸汤，泻其湿热也。（《伤寒说意·卷七·少阳经坏病·误下成结胸》）

大承气汤

【组成用法】

大承气汤（五十八）

大黄四两，芒硝三两，枳实五枚（炙），厚朴半斤（炙，去皮）。

上四味，以水一斗，先煮枳、朴，取五升，去滓，内大黄，煮取二升，去滓，内芒硝，更上火，微一两沸，分温再服。得下，余勿服。（《伤寒悬解·卷六·阳明经上篇·大承气证二》）

大承气汤（五十九）

大黄一两四钱（酒洗），芒硝一两，枳实五枚（炙），厚朴二两八钱（炙）。

水十杯，先煮枳、朴，取五杯，去滓，入大黄，煎二杯，去滓，入芒硝，火化，分温再服。得下，止服。（《伤寒说意·卷四·阳明经·阳明腑证》）

【方解】

大黄、芒硝泻其燥热，枳实、厚朴破其壅塞也。（《金匮悬解·卷四·外感杂病·痉病十三》）

【主治】

伤寒六七日，目中不能了了，睛不和，无表里证，大便难，身微热者，此为实也，急下之，宜大承气汤。

肝窍于目，目中不了了，睛不和，是胃火伤及厥阴，血亡木枯，目系干硬，是以睛直。无表里证，表无寒热，里无满痛也。身热虽微，而腑热则剧，故当急下。

此与少阴自利清水，色纯青章义同。

阳明之病，胃家实也。篇中脉实者下之，以表虚里实故也。此为内实也，此为实也，皆发明胃家实之义。（《伤寒悬解·卷六·阳明经上篇·大承气证二十七》）

阳明病，发热汗多者，急下之，宜大承气汤。

肾主五液，入心为汗，发热汗多，木枯土燥，伤及少阴，故当急下。

此与少阴口燥咽干章义同。（《伤寒悬解·卷六·阳明经上篇·大承气证二十六》）

阳明病，下之心中懊侬而烦，胃中有燥屎者，可攻，腹微满，初头硬，后必溏，不可攻之，若有燥屎者，宜大承气汤。

下之而心中懊侬而烦，胃中有燥屎者，可再攻也。平人燥屎俱在大肠，阳明病，热盛津枯，糟粕在胃，已成结燥，不须至肠，故曰胃中有燥屎。内无燥屎，胃气未至郁遏，故腹不大满也。（《伤寒悬解·卷六·阳明经上篇·大承气证十六》）

少阴病六七日，腹胀，不大便者，急下之，宜大承气汤。方在阳明二十一。

脾病则陷，陷则脐以下胀，胃病则逆，逆则脐以上胀。太阴之腹胀则湿盛而便利，阳明之腹胀则燥盛而便结，腹胀而不大便，是阳明燥盛而烁脾阴也。燥土克水，水涸而脾精枯槁，戊己合邪，以临残阴，水愈不支，更当急下。此与阳明发汗不解，腹满痛章义同。

急下之三证，三阴俱伤，非第少阴，而悉属之少阴者，《素问·上古天真论》：肾者主水，受五脏六腑之精而藏之，肾水者，脏阴之根本也，故五脏亡阴之证，皆属之少阴。（《伤寒悬解·卷十一·少阴脏病·土胜水负大承气证五》）

产后七八日，无太阳证，少腹坚痛，此恶露不尽，不大便，烦燥发热，切脉微实，再倍发热，日晡时烦躁者，不食，食则谵语，至夜即愈，宜大承气汤主之，热在里，结在膀胱也。

产后七八日，无太阳表证，但觉少腹坚痛，此恶露之不尽也。其证不大便，烦躁而发热，若切其脉，或觉微实。再患加倍发热，日晡时益以烦躁者，此阳明之腑热。胃气郁满，必当不食。食则中气愈郁，燥热逆冲，而作谵语。至夜而阳消阴长则愈。是宜大承气汤，泻其腑热，以其热在胃里，结在膀胱之腑也。

盖胃肠内实，燥土克水，病及膀胱，膀胱燥结，肝木失滋，故血道瘀涩，恶露不行，木气遏陷，少腹坚痛也。大承气泻阳明之热，故膀胱清而恶露下。若有太阳表证，太阳者，膀胱之经，是宜解表之后，用桃核承气、抵当汤丸，以下瘀血。此无太阳证，全是阳明之累及膀胱，故但清阳明，膀胱自愈也。（《金匮悬解·卷二十一·妇人·产后七》）

痉为病，胸满口噤，卧不着席，脚挛急，必齘齿，可与大承气汤。

刚痉为病，阳明上逆，故胸满口噤。脊背反张，故卧不着席。筋脉缩急，故脚挛齘齿（筋脉屈伸，牙齿开合作响，是谓齘齿）。（《金匮悬解·卷四·外感杂病·痉病十三》）

大黄附子汤

【组成用法】

大黄附子汤百三十二

大黄三两，附子三枚（炮），细辛二两。

上三味，以水五升，煮取二升，分温三服，若强人，煮取二升半，分温三服，服后如人行四五里，进一服。（《金匮悬解·卷十七·内伤杂病·腹满十三》）

【方解】

大黄附子汤，辛、附降逆而驱寒，大黄下积而破结也。（《金匮悬解·卷

十七·内伤杂病·腹满十三》)

【主治】

胁下偏痛，发热，其脉紧弦，此寒也，以温药下之，宜大黄附子汤。

胁下偏痛，发热，其脉紧弦，此脾土寒湿，肝木郁遏，以温药下其湿寒则愈矣。（《金匮悬解·卷十七·内伤杂病·腹满十三》)

大黄甘草汤

【组成用法】

大黄甘草汤七十四

大黄四两，甘草一两。

上二味，以水三升，煮取一升，分温再服。（《金匮悬解·卷十三·内伤杂病·呕吐十三》)

【方解】

大黄破其痞塞，甘草培土补中，缓其下行之急也。（《长沙药解·卷一·大黄》)

【主治】

食已即吐者，大黄甘草汤主之。

食已即吐者，胃之上口，必有湿热瘀塞。（《金匮悬解·卷十三·内伤杂病·呕吐十三》)

大黄甘遂汤

【组成用法】

大黄甘遂汤百七十四

大黄四两，甘遂二两，阿胶二两。

上三味，以水三升，煮取一升，顿服之。其血当下。(《金匮悬解·卷二十二·妇人·杂病十七》)

【方解】

大黄甘遂汤，阿胶清风而润木，大黄、甘遂下瘀血而行积水也。(《金匮悬解·卷二十二·妇人·杂病十七》)

【主治】

妇人少腹满，如敦状，小便微难而不渴，生后者，此为水与血俱结在血室也，大黄甘遂汤主之。

妇人少腹胀满，其状如敦，小便微难而不渴，病在生产之后者，以水寒土湿，乙木抑遏，积水与瘀血俱结于血室，故腹满而便难也。(《金匮悬解·卷二十二·妇人·杂病十七》)

大黄黄连泻心汤

【组成用法】

大黄黄连泻心汤四十六

大黄二两，黄连一两。

上二味，以麻沸汤渍之，去滓，分温再服。(《伤寒悬解·卷五·太阳经下篇·大黄黄连泻心汤证二》)

大黄黄连泻心汤四十六

大黄七钱，黄连三钱五分。

以麻沸汤二杯渍之，须臾绞去渣，分温再服。(《伤寒说意·卷三·太阳经坏病结胸痞证·痞证表里》)

【方解】

相火既隔，君火亦升，大黄泻戊土而清热，黄连泻心火而除烦也。(《长沙

药解·卷一·大黄》)

少阳经郁，相火升炎，黄芩清少阳之相火，以泻痞郁之热也。(《长沙药解·卷二·黄芩》)

【主治】

心气不足，吐血，衄血，大黄黄连泻心汤主之。

肺金不降，相火失敛，郁生上热，而病吐衄。热伤心气，故心气不足。大黄黄连泻心汤，泻心火以救心气，火泻而气复，则泻亦成补。亡血皆虚寒病，此用三黄者，经所谓急则治其标也。(《金匮悬解·卷八·内伤杂病·吐衄十一》)

伤寒，大下后，复发汗，心下痞，恶寒者，表未解也，不可攻痞，当先解表，表解方可攻痞，解表宜桂枝汤，攻痞宜大黄黄连泻心汤。

伤寒，下后复汗，阳亡土败，遂成痞证。而外见恶寒者，表未解也。盖阴气外束，阳郁不达，则见恶寒。外见恶寒，则内必发热。内热痞郁，法应攻之，而表未解者不可攻也，当先解表，表解乃可攻痞。解表宜从中风例，用桂枝汤，病在汗下后，是以不用麻黄，攻痞宜大黄黄连泻心汤，去其痞郁之上热也。

上章用桂枝人参汤双解表里，此用桂枝汤解表，大黄、黄连攻痞者，以上则外热而内寒，此则外寒而内热，攻补不同也。温中解表，可以并用，攻里发表，不可双行，故仲景于宜攻之病而有表证，皆先表而后下。(《伤寒悬解·卷五·太阳经下篇·大黄黄连泻心汤证二》)

大黄牡丹皮汤 ●

【组成用法】

大黄牡丹皮汤百四十五

大黄四两，芒硝三合，瓜子半升，牡丹皮一两，桃仁五十枚。

上五味，以水六升，煮取一升，去滓，内芒硝，再煎沸，顿服之。有脓，当下。如无脓，当下血。(《金匮悬解·卷十九·外科·肿痈四》)

【方解】

大黄牡丹皮汤，丹皮，桃仁，瓜子，排决其脓血，芒硝，大黄，洗荡其郁蒸也。(《金匮悬解·卷十九·外科·肿痈四》)

【主治】

肿痈者，少腹肿痞，按之即痛如淋，小便自调，时时发热，自汗出，复恶寒，其脉迟紧者，脓未成，可下之，当有血，脉洪数者，脓已成，不可下也，大黄牡丹皮汤主之。

肿痈者，少腹肿痞，痈之外在肌肉者也。肌肉臃肿，内阻肠胃之气，结而不行，故痞硬不软。按之里气愈阻，膀胱经脉壅塞，木气郁迫，故其痛如淋。病不及腑，水道无阻，故小便自调。阳气郁蒸，皮毛不阖，故发热汗出。而阳郁不能透泄，故仍复恶寒。其脉迟紧，则血肉凝塞，隧路不通。脓尚未成，可以下之，当有血也。脉洪数者，热盛脓成，不可下也。(《金匮悬解·卷十九·外科·肿痈四》)

大黄硝石汤

【组成用法】

大黄硝石汤六十九

大黄四两，硝石四两，栀子十五枚，黄柏四两。

上四味，以水六升，煮取二升，去滓，内硝石，更煮取一升，顿服。(《金匮悬解·卷十二·内伤杂病·黄疸二十一》)

【方解】

大黄硝石汤，大黄、硝石泻阳明之湿热，栀子、黄柏清君相之郁火也。(《金匮悬解·卷十二·内伤杂病·黄疸二十一》)

【主治】

黄疸腹满，小便不利而赤，自汗出，此为表和里实，当下之，宜大黄硝石汤。

黄疸腹满，小便不利而赤，自汗出，此为表和里实，缘汗孔外泄，水道里瘀，湿不在经络而在脏腑，法当下之。（《金匮悬解·卷十二·内伤杂病·黄疸二十一》）

大黄䗪虫丸

【组成用法】

大黄䗪虫丸三十八

大黄十分（蒸），黄芩二两，芍药四两，干地黄十两，甘草三两，杏仁一升，桃仁一升，干漆一两，虻虫一升，水蛭百枚，蛴螬一升，䗪虫半升。

上十二味，末之，炼蜜为丸小豆大，酒饮服五丸，日三服。（《金匮悬解·卷七·内伤·虚劳十六》）

【方解】

大黄䗪虫丸，甘草培土而缓中，杏仁利气而泻满，桃仁、干漆、虻虫、水蛭、蛴螬、䗪虫破瘀而消癥，芍药、地黄清风木而滋营血，黄芩、大黄泻相火而下结块也。（《金匮悬解·卷七·内伤·虚劳十六》）

【主治】

五劳虚极，羸瘦腹满，不能饮食，食伤、忧伤、饮伤、房室伤、饥伤、劳伤、经络营卫气伤，内有干血，肌肤甲错，两目黯黑，缓中补虚，大黄䗪虫丸主之。

五劳，五脏之劳病也。《素问·宣明五气》：久视伤血，久卧伤气，久坐伤肉，久立伤骨，久行伤筋，是谓五劳所伤。心主血，肺主气，脾主肉，肾主骨，肝主筋，五劳不同，其病各异，而总以脾胃为主，以其为四维之中气也，故五劳之病，至于虚极，必羸瘦腹满，不能饮食，缘其中气之败也。五劳之外，又有七伤，饱食而伤，忧郁而伤，过饮而伤，房室而伤，饥馑而伤，劳苦而伤，经络营卫气伤。其伤则在气，而病则在血，血随气行，气滞则血瘀也。血所以润身而华色，血瘀而干，则肌肤甲错而不润，两目黯黑而不华，肝窍于目，《灵枢》：肝病者眦青，正此义也。血枯木燥，筋脉短缩，故中急而不缓。大黄䗪虫丸，甘草培土而缓中，杏仁利气而泻满，桃仁、干漆、虻虫、水蛭、蛴螬、䗪虫破瘀而消癥，芍药、地黄清风木而滋营血，黄芩、大黄泻相火而下结块也。

凡五劳七伤，不离肝木，肝木之病，必缘土虚。以中气劳伤，己土湿陷，风木郁遏，生气不达，于是贼脾位而犯中原。脾败不能化水谷而生肌肉，故羸瘦而腹满。肝藏血而窍于目，木陷血瘀，皮肤失荣，故肌错而目黑。大黄䗪虫丸，养中而滋木，行血而清风，劳伤必需之法也。(《金匮悬解·卷七·内伤·虚劳十六》)

大建中汤

【组成用法】

大建中汤百三十

干姜四两，蜀椒二合（炒去汗），人参一两。

上三味，以水四升，煮取二升，去滓，内胶饴一升，微火煎取一升半，分温再服，如一炊顷，可饮粥二升，后更服，当一日食糜粥，温覆之。(《金匮悬解·卷十七·内伤杂病·腹满十一》)

【方解】

大建中汤，胶饴、人参培土而建中，干姜、蜀椒补火而温寒也。(《金匮悬解·卷十七·内伤杂病·腹满十一》)

【主治】

心胸中大寒痛，呕不能饮食，腹中寒，上冲皮起，出见有头足，上下痛而不可触近，大建中汤主之。

心胸大寒痛，呕不能食者，土火俱败，寒水上凌，胃气奔逆，不能下降也。腹中寒气，上冲皮起，头足出现，上下走痛，而不可触近者，寒水与风木合邪，肆行无畏，排击冲突，势不可当也。(《金匮悬解·卷十七·内伤杂病·腹满十一》)

大青龙汤

【组成用法】

大青龙汤六

麻黄二两，桂枝七钱，甘草七钱（炙），杏仁五十粒，石膏（鸡子大，碎），生姜一两，大枣十二枚。

水九杯，煎三杯，温服一杯，取汗。不汗，再服。汗多者，温粉粉之。汗多亡阳遂虚，恶风烦躁，不得眠也。(《伤寒说意·卷一·太阳经·太阳风寒大青龙汤证》)

大青龙汤九十六

麻黄六两，桂枝二两，石膏如鸡子大（碎），杏仁四十枚（去皮、尖），生姜三两，甘草二两，大枣十二枚。

上七味，以水九升，先煮麻黄，减二升，去上沫，内诸药，煮取三升，去滓，温服一升，取微汗。汗多者，温粉粉之。(《金匮悬解·卷十四·内伤杂病·痰饮二十》)

【方解】

石膏、麻、桂清金而泻营卫，杏仁、生姜利肺而降逆气，甘草、大枣培土而补脾精也。(《金匮悬解·卷十四·内伤杂病·痰饮二十》)

【主治】

伤寒，脉浮缓，身不疼，但重，乍有轻时，无少阴证者，大青龙汤主之。

伤寒，脉浮紧，身疼痛，缘表被寒束，而经气壅塞也，此脉浮缓而身不痛，但觉体重而已，然亦乍有轻时，是非外寒之微，而实里热之盛，再于他处征之，别无少阴证者，宜大青龙，外发表寒而内清里热也。

风脉浮缓，浮紧者，必传入阳明，以营郁而生里热，卫闭而不能泄也，寒脉浮紧，浮缓者，必传入阳明，以卫郁而生里热，营泄而不能外闭也（阳明腑热，则气蒸汗泄，寒不能闭）。中风多传阳明，若其脉微弱，无阳明证，而将入少阴，则又用真武，伤寒多传少阴，若其脉浮缓，无少阴证，而将入阳明，又用青龙。风寒对举，参伍尽变，立法精矣。

伤寒，阳明、太阴脉俱浮缓。脉浮而缓，手足自温者，是谓系在太阴，至七八日，大便硬者，为阳明病也，大青龙之浮缓，则阳明之缓，非太阴之缓也。《脉法》：寸口脉微而缓，缓者胃气实，实则谷消而水化也。《灵枢·津液五别》：中热则胃中消谷，肠胃充廓，故胃缓，胃缓是以脉缓，缓者，胃气之脉也。或改此条作小青龙证，不通之极！《脉法》：紧则为寒，小青龙证内外皆寒，其脉必紧，安有浮缓之理！（《伤寒悬解·卷三·太阳经上篇·大青龙证二》）

病溢饮者，当发其汗，大青龙汤主之，小青龙汤亦主之。

水归四肢，当汗不汗，而成溢饮。病溢饮者，当发其汗。其阳气郁阻而肺热者，宜大青龙汤。其阴气冲逆而肺寒者，宜小青龙汤。（《金匮悬解·卷十四·内伤杂病·痰饮二十》）

大乌头煎

【组成用法】

大乌头煎百三十六

乌头大者五枚（熬，去皮，不咬咀）。

上以水三升，煮取一升，去滓，内蜜二升，煎令水气尽，取二升，强人服七合，弱人服五合。不差，明日更服，不可一日再服。(《金匮悬解·卷十七·内伤杂病·寒疝一》)

【方解】

大乌头煎，蜂蜜缓急迫而润风木，乌头泻湿淫而温寒水也。(《金匮悬解·卷十七·内伤杂病·寒疝一》)

【主治】

腹痛，脉弦而紧，弦则卫气不行，即恶寒，紧则不欲食，邪正相搏，即为寒疝，寒疝绕脐痛，若发则白津出，手足厥冷，其脉沉紧者，大乌头煎主之。

腹痛，脉弦而紧者，肝脉弦，肾脉紧，寒水风木之邪，合而克土，是以腹痛。弦则木郁阳陷，阴乘阳位，外束卫气，故卫气不行，阳郁不达，是以恶寒。紧则寒水侮土，胃气上逆，故不欲食。清阳下陷，上与阴邪相争，不能透围而出，木气郁论，永坠寒水之中，即为寒疝。疝瘕同类，皆肾肝阴邪所凝结也。寒疝之病，水木合邪，以侵土位，常苦绕脐疼痛。若发则木气疏泄，肾精不藏，溲出白液。手足厥冷，其脉沉紧者，水寒而木郁也。宜大乌头煎。(《金匮悬解·卷十七·内伤杂病·寒疝一》)

大陷胸汤

【组成用法】

大陷胸汤四十二

大黄二两一钱，芒硝五钱六分，甘遂一钱（研末）。

水六杯，先煮大黄，取二杯，去渣，入芒硝，煎一两沸，入甘遂末，温服一杯。得快利，止后服。(《伤寒说意·卷三·太阳经坏病结胸痞证·结胸大陷胸汤证》)

大陷胸汤（四十二）

大黄六两，芒硝一升，甘遂一钱匕。

上三味，以水六升，先煎大黄，取二升，去滓，内芒硝，煮一二沸，内甘遂末，温服一升。得快利，止后服。（《伤寒悬解·卷五·太阳经下篇·太阳坏病结胸大陷胸证一》）

【方解】

大陷胸汤，硝、黄清其郁热，甘遂决其痰饮，胸中邪热，推荡无余矣。（《伤寒悬解·卷五·太阳经下篇·太阳坏病结胸大陷胸证一》）

【主治】

伤寒六七日，结胸热实，脉沉而紧，心下痛，按之石硬者，大陷胸汤主之。

伤寒六七日后，结胸而膈热内实，心下满痛，按之如石之硬者，是真大陷胸证也。

太阳病，脉浮而动数，浮则为风，数则为热，动则为痛，数则为虚，头痛发热，微盗汗出，而反恶寒者，表未解也，医反下之，动数变迟，膈内拒痛，胃中空虚，客气动膈，短气烦躁，心中懊恼，阳气内陷，心下因硬，则为结胸，大陷胸汤主之。若不结胸，但头汗出，余处无汗，剂颈而还，小便不利者，身必发黄也。

太阳病，脉浮而兼动数，浮则为表中于风，数则为营郁发热，动则为经气莫泄，郁迫而生疼痛，数从浮见，尚非内实，是以曰虚。其证头痛发热，微盗汗出，而反恶寒者，表邪未解故也。医不解表，而反下之，动数之脉，变而为迟，则胃气败矣。阳败胃逆，碍胆木降路，逆冲胸膈，胆胃相拒，则膈内疼痛。甲木下行，化相火而归癸水，相火在水，是为下焦主气。今阳败胃虚，甲木逆行，以下焦主气，客居膈上，冲动不已，此拒痛所由来也。心肺之气，以下降为顺，胃胆逆阻，心肺莫降，相火上炎，助君火而刑辛金，则烦躁懊恼，气短胸盈。膈热郁发，皮毛不开，经中阳气，亦遂内陷。经腑之热，彼此壅塞，心中坚凝，是为结胸。肺金郁遏，雾气淫蒸，津液瘀浊，化生痰涎。大陷胸汤，硝、黄清其郁热，甘遂决其痰饮，胸中邪热，推荡无余矣。若其不成结胸，但头上汗出，余处无汗，剂颈而还，下见小便不利者，是苦寒泻其脾阳，湿气内郁，而无降路，身必发黄也。

表热传胃，则为阳明证，阳明有阳而无阴，故病燥热，表热入膈，则为结胸证，结胸上阳而下阴，故病湿热。脏气发舒，则津液流溢，藏气埋塞，则痰涩凝结，无二理也。（《伤寒悬解·卷五·太阳经下篇·太阳坏病结胸大陷胸证一》）

伤寒十余日，热结在里，复往来寒热者，与大柴胡汤。但结胸，无大热者，此为水结在胸胁也，但头微汗出者，大陷胸汤主之。方在太阳百十一。

伤寒十余日，热结在阳明之里，复往来寒热，火郁于少阳之表者，与大柴胡汤，双解表里之邪。若但是结胸，而里无大热者，此为阴阳逼蒸，而生水饮，结在胸胁之间也。但头上微汗出者，缘于肠热熏蒸。宜大陷胸汤，泻其胸胁之结水也。

太阳、阳明结胸，必兼少阳之邪，缘胆胃两经郁迫不降，而胸胁硬满，是为结胸之根。下之太早，里阴上逆，表阳内陷，则成结胸。而少阳脉循胁肋，故有胁下硬满之证也。（《伤寒悬解·卷九·少阳经下篇·结胸证四》）

伤寒五六日，呕而发热者，柴胡汤证具，而以他药下之，柴胡证仍在者，复与柴胡汤，此虽已下之，不为逆，必蒸蒸而振，却发热汗出而解。若心下满而硬痛者，此为结胸也，大陷胸汤主之。方在太阳百十一。

呕而发热，柴胡证具，不解经邪，而以他药下之，柴胡证仍在，是表阳未陷，邪犹在经，宜复与柴胡汤，以解经邪。此虽已下之，不至为逆，必蒸蒸而振栗，却发热汗出而解。若下后经证已罢，心下满而硬痛者，此表阳内陷，热入而为结胸也，宜大陷胸汤。但满而不痛者，此里阴上逆，而为痞也，柴胡汤不中与也，宜半夏泻心汤，参、甘、姜、枣，温补中院之虚寒，黄答、黄连，清泻上焦之郁热，半夏降浊阴而消痞满也。方以半夏名，因原有呕证，下后气愈逆而呕愈增也。（《伤寒悬解·卷九·少阳经下篇·结胸痞证五》）

伤寒六七日，经尽当解，而一有结胸，则至期不解。其膈热郁蒸，已成实邪，心下满痛，按之坚硬如石，关脉浮紧，是浊阴格其清阳，结塞不开，宜大陷胸汤也。若连发其汗，又复下之，津亡燥动，舌干发渴，日晡之时，小发潮热，不大便五六日，从心下以至少腹硬满疼痛，手不敢近，是邪热已深，湿将化燥，结胸而下连胃腑也。腑证合用承气，但潮热非甚，亦宜用大陷胸汤也。

若项亦强直，状如柔痉，是湿热熏蒸，津涸筋燥，结胸而上连颈项也，亦宜陷胸。汤恐速下，变而为丸。大黄、芒硝清其热，葶苈、杏仁泻其湿也。

结胸之证，下阴上阳，寸浮关沉，而其可以下愈，以其下焦之阳，未至绝根，故推陷上焦之阳，使之下接阳根。若其脉浮大，绝无沉意，是阳根已绝，万不可下，下之则死矣。若迁延日久，结胸之证，无一不俱，一见烦躁，则上热已极，阳根尽泄，虽不下而亦死矣。

若轻者，名为小结胸，亦在心下，但按之则痛，与大结胸之不按亦痛异，脉候浮数滑，与大结胸之寸浮关沉异。此亦湿热郁蒸之病，宜小陷胸汤，黄连清其热，半夏降其逆，栝蒌涤其痰也。(《伤寒说意·卷三·太阳经坏病结胸痞证·结胸诸变》)

大陷胸丸

【组成用法】

大陷胸丸四十三

大黄半斤，芒硝半升，葶苈半升（熬），杏仁半升（去皮，熬）。

上四味，捣筛二味，内杏仁、芒硝，合研如脂，合散，取如弹丸一枚，别捣甘遂末一钱匕，白蜜二合，水二升，煮取一升，温顿服之，一宿乃下。如不下，更服，取下为效。禁如药法。(《伤寒悬解·卷五·太阳经下篇·大陷胸丸证四》)

大陷胸丸四十三

大黄二两八钱，芒硝一两七钱，葶苈子一两七钱（熬），杏仁二两八钱。

大黄、葶苈为末，入杏仁、芒硝，合研如脂，丸弹子大，以甘遂末一钱匕，白蜜一小杯，水二杯，煎一杯，温顿服之，一宿乃下。不下，再服，取下为效。禁忌如常。（《伤寒说意·卷三·太阳经坏病结胸痞证·结胸诸变》）

【方解】

大陷胸丸，硝、黄荡其结热，杏仁破其滞气，葶苈泻其水饮。（《伤寒悬解·卷五·太阳经下篇·大陷胸丸证四》）

【主治】

治结胸项强，状如柔痓。（《长沙药解·卷一·大黄》）

当归贝母苦参丸 ————————●

【组成用法】

当归贝母苦参丸百五十六

当归四两，贝母四两，苦参四两。

上三味，末之，炼蜜丸如小豆大，饮服三丸，加至十丸。（《金匮悬解·卷二十·妇人·妊娠七小便七》）

【方解】

水生于肺金而泻于肝木，妊娠中气郁满，升降失职，金逆而生上热，木陷而生下热，源流埋塞，故小便艰难。（《金匮悬解·卷二十·妇人·妊娠七小便七》）

当归贝母苦参丸，当归滋木而息风，贝母泻热而清金，苦参泻湿而利水也。（《金匮悬解·卷二十·妇人·妊娠七小便七》）

【主治】

妊娠，小便难，饮食如故，当归贝母苦参丸主之。

当归散

【组成用法】

当归散百五十八

当归一斤，芍药一斤，芎劳一斤，黄芩一斤，白术半斤。

上五味，杵为散，酒服方寸匕，日再服。妊娠常服即宜产，胎无疾苦。产后百病悉主之。（《金匮悬解·卷二十·妇人·妊娠九》）

【方解】

胎之结也，赖木气以生之，借土气以养之，妊娠所以多病者，土湿而木燥也。燥则郁热而克土，故妊娠所以宜常服者，培养土木之剂也。（《金匮悬解·卷二十·妇人·妊娠九》）

当归散，白术燥土，归、芍润木，芎劳、黄芩清热而行瘀，土旺木荣，妊娠无余事矣。（《金匮悬解·卷二十·妇人·妊娠九》）

【主治】

妇人妊娠，宜常服当归散。

当归芍药散

【组成用法】

当归芍药散百五十四

当归三两，芍药一斤，芎劳三两，茯苓四两，泽泻四两，白术四两。

上六味，杵为散，取方寸匕，酒和，日三服。（《金匮悬解·卷二十·妇人·妊娠五腹痛五》）

【方解】

妇人腹中诸疾痛，无非风木之克湿土，气滞血凝之病也。（《金匮悬解·卷二十二·妇人·杂病十四腹中疾痛三十》）

当归芍药散，芎、归、芍药养肝血而行瘀，苓、泽、白燥土气而泻湿，与妊娠之腹痛，无二法也。(《金匮悬解·卷二十二·妇人·杂病十四腹中疾痛三十》)

【主治】

妇人腹中诸疾痛，当归芍药散主之。方在《妊娠》。

当归生姜羊肉汤 ————————————●

【组成用法】

当归生姜羊肉汤百三十八

当归三两，生姜五两，羊肉一斤。(《金匮悬解·卷十七·内伤杂病·寒疝三》)

【方解】

当归生姜羊肉汤，当归滋风木而润燥，生姜、羊肉温肝脾而行郁，治腹痛血枯之良法，亦寒疝虚劳之善方也。(《金匮悬解·卷二十一·妇人·产后四腹痛十四》)

若寒多者，加生姜成一斤。痛多而呕者，加橘皮二两，白术一两。加生姜者，亦加水五升，煮取三升二合服之。(《金匮悬解·卷十七·内伤杂病·寒疝三》)

【主治】

产后腹中疙痛，当归生姜羊肉汤主之。方在"寒疝"。并治腹中寒疝，虚劳不足。

产后阳亡土湿，血虚木燥，湿土遏陷，风木不达，郁迫击冲，则病腹痛。(《金匮悬解·卷二十一·妇人·产后四腹痛十四》)

寒疝，腹中痛，及胁痛里急者，当归生姜羊肉汤主之。

寒疝，腹中痛，及胁痛里急者，风木寒郁，而克湿土也。(《金匮悬解·卷

十七·内伤杂病·寒疝三》)

当归四逆汤

【组成用法】

当归四逆汤九十九

当归一两，芍药一两，桂枝一两，细辛七钱，通草七钱，甘草七钱，大枣二十五枚。

水八杯，煎三杯，温服一杯，日三服。(《伤寒说意·卷十·厥阴经·阴胜》)

当归四逆汤九十九

当归三两，芍药三两，桂枝三两，细辛二两，通草二两，甘草二两（炙），大枣二十五枚。

上七味，以水八升，煮取三升，去滓，温服一升，日三服。(《伤寒悬解·卷十二·厥阴经全篇·当归四逆证十四》)

【方解】

以肝司营血，而流于经络，通于肢节，厥阴之温气亏败，营血寒涩，不能充经络而暖肢节。甘草、大枣补脾精以荣肝，当归、芍药养营血而复脉，桂、辛、通草温行经络之寒涩也。(《长沙药解·卷二·当归》)

【主治】

治厥阴伤寒，手足厥冷，脉细欲绝。(《长沙药解·卷二·当归》)

下利脉大者，虚也，以其强下之故也。设脉浮革，因而肠鸣者，属当归四逆汤。方在厥阴十五。

下利而脉大者，此中气脱泄，离根而外浮，阳虚之诊也。但使自利，未必如此，是其强以苦寒下之，愈亡其里阳故也。设脉见浮革，因而肠鸣者，此利亡血中温气，枯木贼土，属当归四逆之证。《脉法》：脉弦而大，弦则为减，大

黄元御用经方　053

则为芤，减则为寒，芤则为虚，寒虚相抟，此名为革，革者，温气亡脱，营血虚寒，内虚外实，如鼓上皮革之象，浮大中虚之脉也。血冷木陷，郁勃不宁，阴邪宕激，是以肠鸣。当归四逆，养血达郁，使木气荣利，不至遏陷，则阳回而利止矣。（《伤寒悬解·卷十二·厥阴经全篇·当归四逆证二十》）

泄利之证，水寒土湿，木郁不达。脉候弦大者，阳气之虚也，此以下泄脾阳，而遏肝气之故。设再兼浮革，因而肠鸣者，此利泄肝脾之阳，血冷木枯，郁结不荣，宜当归四逆，温营血而达木郁。盖血藏于肝，其性温升，利亡血中温气，升意不遂，故浮大虚空，如鼓上之皮也。（《伤寒说意·卷十·厥阴经·泄利》）

当归四逆加吴茱萸生姜汤 ————————————●

【组成用法】

当归四逆加吴茱萸生姜汤一百

当归一两，芍药一两，桂枝一两，细辛七钱，通草七钱，甘草七钱，大枣二十五枚，吴茱萸三两四钱，生姜二两八钱。

水六杯，清酒六杯，煎五杯，分温五服。（《伤寒说意·卷十·厥阴经·阴胜》）

当归四逆加吴茱萸生姜汤一百

当归三两，芍药三两，桂枝三两，细辛二两，通草二两，甘草二两（炙），大枣二十五枚，吴茱萸一升，生姜半斤。

上九味，以水六升，清酒六升，煎五升，分温五服。（《伤寒悬解·卷十二·厥阴经全篇·当归四逆证十四》）

【方解】

以土主四肢，而手足之温暖，经脉之充畅者，赖厥阴乙木之力。以乙木性温，藏营血而孕君火，灌经络而主肢节也。积寒内瘀，肝血冷涩，不能四运，

故肢寒而脉细。当归四逆补营血而通经脉，茱萸、生姜温寒凝而行阴滞也。（《长沙药解·卷一·吴茱萸》）

【主治】

治厥阴病，手足厥冷，脉细欲绝，内有久寒者。（《长沙药解·卷一·吴茱萸》）

抵当汤

【组成用法】

抵当汤十五

水蛭三十枚（熬），虻虫三十枚（去翅足），桃仁三十粒（去皮尖），大黄一两（酒浸）。

共为末，水五杯，煎三杯，温服一杯。不下，更服。（《伤寒说意·卷一·太阳经·太阳风寒抵当汤证》）

抵当汤百六十七（方见《伤寒·太阳》）

水蛭三十枚（熬），虻虫三十枚（熬，去翅足），桃仁二十枚（去皮尖），大黄三两（酒浸）。

上四味，为末，水五升，煮取三升，去滓，温服一升。不下，再服。（《金匮悬解·卷二十二·妇人·杂病七经水不利二十五》）

【方解】

以表病失解，经热莫达，内传膀胱之腑，血室瘀蒸，是以发狂。宜先解其表寒而后下其瘀血，桃、蛭、虻虫破其瘀血，大黄泻其郁也。（《长沙药解·卷一·大黄》）

【主治】

太阳病，身黄，脉沉结，少腹硬，小便不利者，为无血也，小便自利，其人如狂，血证谛也，抵当汤主之。

身黄，脉沉结，少腹硬，是皆血瘀之脉证。血司于肝，血结木郁，贼伤己土，则发黄色，缘木主五色，入土为黄故也。然使小便不利，则三者乃膀胱湿热之瘀，是茵陈五苓证，非血证也，小便自利，其人如狂，血证已谛，故宜抵当。（《伤寒悬解·卷三·太阳经上篇·抵当证三》）

太阳病六七日，表证犹存，脉微而沉，反不结胸，其人如狂者，以热在下焦，少腹当硬满，小便自利者，下血乃愈，所以然者，以太阳随经，瘀热在里故也，抵当汤主之。

六七日，经尽之期，表证犹存。脉微而沉，已无表脉。寸脉浮，关脉沉，当病结胸，乃反不结胸，而其人如狂者，以热不在上焦，而在下焦也。热结下焦，其少腹当硬满。若是小便自利，是热结血分，下血乃愈。以太阳表邪，随经内入，瘀热在里，宜抵当汤，水蛭、虻虫、桃仁、大黄，破瘀而泻热也。（《伤寒悬解·卷三·太阳经上篇·抵当证二》）

太阳表寒不解，经热内传，结于膀胱。膀胱者，太阳之腑，经腑合邪，热结血分，则其人如狂，以心主血而藏神，血热则神乱也。其结血自下者愈，结血不下，必须攻之。若经证未解，不可攻也，攻之恐卫气内陷，当先解其表，表解后，但觉少腹急结者，乃可攻之，宜桃核承气汤，破其结血。

如日久病重，身黄而脉沉结，其人发狂者，此热在下焦，少腹必当硬满。其血海结燥，桃核承气不胜其任，非抵当汤不能开。须验其小便，小便不利者，是膀胱湿热，非血证也，若小便自利，则血证无疑。宜抵当汤、丸，相其缓急治之，少腹石硬者，用汤，满而不硬者，当用丸药缓攻也。（《伤寒说意·卷一·太阳经·太阳风寒抵当汤证》）

阳明病，其人喜忘者，必有蓄血，所以然者，必有久瘀血，故令喜忘，屎虽硬，大便反易，其色必黑，宜抵当汤下之。（方在太阳四十五）

魂知来，魄藏往，以肺主魄而生水，肾水蛰藏，阳神下秘，故往事藏蓄而不忘。燥热伤血，瘀结不流，阻格阳神下蛰之路，阳泄神飞，水精失藏，是以喜忘。此必有瘀血在下，伤其冬藏之气。热在血室，不及大肠，是以便易（血海热结，不归于下，故不及肠）。黑者，水气之郁，肾水下郁，故粪见黑色。

宜抵当汤，下其蓄血也。（《伤寒悬解·卷六·阳明经上篇·阳明瘀血抵当证一》）

病人无表里证，发热七八日，虽脉浮数者，可下之。假令已下，脉数不解，合热则消谷善饥，至六七日不大便者，有瘀血也，宜抵当汤。（方在太阳四十五）若脉数不解，而下利不止，必协热而便脓血也。

病人无表证之恶寒，无里证之满痛，乃发热至七八日之久，是必有里热，虽脉见浮数者，亦可下之。盖浮数虽是表脉，而外无表证，则不得作表脉论也。假令已下，而脉数不解，表里合热，消谷善饥，至六七日不大便者，此非胃热，必有瘀血。缘脉数系有里热，下之而脉数不解，里热不清，是里热不在中焦气分，而在下焦血分，宜抵当汤下其瘀血。若服抵当，脉数犹然不解，而加以下利不止，此血分伤深，必将协合外热而便脓血也。（《伤寒悬解·卷六·阳明经上篇·抵当证二》）

妇人经水不利下，抵当汤主之。

经水不利，必有瘀血壅阻，宜抵当汤下其瘀血也。（《金匮悬解·卷二十二·妇人·杂病七经水不利二十五》）

亦治男子膀胱满急，有瘀血者。（《金匮悬解·卷二十二·妇人·杂病七经水不利二十五》）

抵当丸 ●────────────────

【组成用法】

抵当丸十六

水蛭二十枚，虻虫二十五枚，桃仁二十五枚，大黄一两。

共为末，和，分四丸。以水一杯，煎一丸，至大半杯服之。晬时当下血。不下，更服。（《伤寒说意·卷一·太阳经·太阳风寒抵当汤证》）

抵当丸十六

大黄二两，水蛭二十枚，虻虫二十五枚，桃仁二十五枚。

上四味，杵，分为四丸，以水一升，煎一丸，取七合，服之。晬时当下血。若不下者，连服。(《伤寒悬解·卷三·太阳经上篇·抵当证四》)

【主治】

伤寒有热，少腹满，应小便不利，今反利者，为有血也，当下之，不可余药，宜抵当丸。

身有热而少腹满，多是木郁阳陷，疏泄不行，应当小便不利，今反利者，是有血瘀，当下。然满而未硬，下不必急，减抵当之分两，变汤为丸，缓攻可也。(《伤寒悬解·卷三·太阳经上篇·抵当证四》)

二白散

【组成用法】

二白散十三

桔梗三分，贝母三分，巴豆一分（去皮心膜，煮，研如脂）。

二物为末，入巴豆，臼中捣匀，白饮和服，强人半钱，羸者减之。在膈上必吐，在膈下必利。不利，食热粥一杯。利下不止，食冷粥一杯。身热，皮粟不解，欲引衣自覆者，或以冷水噀灌，闭其皮毛，热增无汗，弥生躁烦者，水气一升，必生寒结，宜用此方。(《伤寒说意·卷一·太阳经·太阳伤寒五苓散证》)

若汗出而腹痛者，血亡而木燥也，加芍药一两，清其风木。(《伤寒说意·卷一·太阳经·太阳伤寒五苓散证》)

【方解】

以经病未解，而水土湿寒，乃以冷水噀灌，愈闭其表。寒湿郁动，逆冲清道，与膈上之阳，两相隔拒，寒热逼迫，痞结不开。桔梗、贝母清降其虚热，巴豆温下其湿寒，结散郁开，腐败难容，在上则涌吐而出，在下则泄利而去矣。(《长沙药解·卷三·桔梗》)

【主治】

治太阳中风，寒实结胸。(《长沙药解·卷三·桔梗》)

矾石汤 ————————————————————●

【组成用法】

矾石汤，矾石二两，浆水一斗五升，煎，浸脚气。(《长沙药解·卷四·矾石》)

【主治】

治脚气冲心，以其燥湿也。(《长沙药解·卷四·矾石》)

矾石丸 ————————————————————●

【组成用法】

矾石丸百七十

矾石三分（烧），杏仁一分。

上二味，末之，炼蜜丸，枣核大，内脏中。剧者再内之。(《金匮悬解·卷二十二·妇人·杂病十》)

【方解】

矾石丸，矾石收湿淫而敛精液，杏仁破滞气而消痞硬也。(《金匮悬解·卷二十二·妇人·杂病十》)

以干血结瘀，脏中癖硬，阻碍经脉下行之路，以致经水闭涩不利。血瘀因于木陷，木陷因于土湿，湿土遏抑，木气不达，故经水不利。木陷于水，愈郁而愈欲泄，癸水不能封蛰，精液溢流，故下白物。矾石化败血而消痞硬，收湿淫而敛精液，杏仁破其郁陷之滞气也。(《长沙药解·卷四·矾石》)

【主治】

妇人经水闭不利，脏坚癖不止，中有干血，下白物，矾石丸主之。

妇人经水闭涩不利，脏中坚癖不止，中有干血，阻阴精之上济，而下白物。血瘀因于木陷，木陷因于土湿，土湿遏抑，木气不达，故经水不利。木陷而风生，疏泄失藏，精液流溢，故下白物。（《金匮悬解·卷二十二·妇人·杂病十》）

防己茯苓汤

【组成用法】

防己茯苓汤四十八

防己三两，茯苓六两，黄芪三两，桂枝三两，甘草二两。

上五味，以水六升，煮取二升，分温三服。（《金匮悬解·卷十·内伤杂病·水气二十四》）

【方解】

水在皮肤，是谓皮水。四肢秉气于脾胃，缘土旺于四季也，水邪侮土，不能行气于四肢，故四肢做肿，聂聂动摇。甘草补土，黄芪、桂枝宣营卫之郁，防己、茯苓泻皮肤之水也。（《长沙药解·卷四·防己》）

【主治】

皮水为病，四肢肿，水气在皮肤中，四肢聂聂动者，防己茯苓汤主之。

阳受气于四肢，皮水为病，阳衰湿旺，故四肢肿。水气在皮肤之中，郁遏风木之气，故四肢聂聂动摇，《左传》：风淫末疾，譬之树在风中，根本未动，而枝叶先摇。（《金匮悬解·卷十·内伤杂病·水气二十四》）

防己黄芪汤

【组成用法】

防己黄芪汤十

防己一两，黄芪一两，甘草五钱（炙），白术七钱五分。

上剉麻豆大，每抄五钱匕，生姜四片，大枣三枚，水盏半，煎八分，去滓，温服，良久再服。（《金匮悬解·卷四·外感杂病·湿病九》）

气冲者，加桂枝三分。下有陈寒者，加细辛三分。风木冲逆，则用桂枝。寒水冲逆，则用细辛，此治冲逆之良法也。（《长沙药解·卷三·细辛》）

胃中不和者，加芍药三分。盖土湿木陷，郁生风燥，风木冲击，脾土被伤，必作疼痛，不以芍药清风燥而泻木郁，痛不能止也。（《长沙药解·卷二·芍药》）

喘者，加麻黄五钱。胃中不和者，加芍药三分。气上冲者，加桂枝三分。下有陈寒者，加细辛三分。服后当如虫行皮肤中，从腰以下如冰。后坐被上，又以一被绕腰以下，温令有微汗，差。

按：以上二方，分两、煎法、加减，俱非仲景法。小青龙汤：喘者，去麻黄，加杏仁。此云喘者，加麻黄，大抵后人所补。（《金匮悬解·卷四·外感杂病·湿病九》）

【方解】

以汗出当风，开其皮毛，汗液郁遏，不得外泄，浸淫经络，是谓风湿。病在经络，是以脉浮。湿性沉着，是以身重。风性疏泄，是以汗出恶风。术、甘燥土而补中，黄芪益卫以发表，防己泻腠理之湿邪也。（《长沙药解·卷四·防己》）

【主治】

风水，脉浮身重，汗出恶风者，防己黄芪汤主之。方在湿病。腹痛者，加芍药。

此段见湿病。风水，脉浮身重，汗出恶风者，汗出当风，窍闭汗回，浸淫经络，是谓风水。风性发扬，是以脉浮。水性沉着，是以身重。风性疏泄，是以汗出。病因风得，是以恶风。(《金匮悬解·卷十·内伤杂病·水气二十二》)

茯苓甘草汤

【组成用法】

茯苓甘草汤十一

茯苓七钱，桂枝七钱，生姜七钱，甘草三钱（炙）。

水四杯，煎二杯，分温三服。(《伤寒说意·卷一·太阳经·太阳伤寒五苓散证》)

茯苓甘草汤十一

茯苓二两，桂枝二两，生姜二两，甘草一两（炙）。

上四味，以水四升，煮取二升，去滓，分温三服。(《伤寒悬解·卷三·太阳经上篇·五苓散二》)

【主治】

伤寒，汗出而渴者，五苓散主之，不渴者，茯苓甘草汤主之。

伤寒汗后，阳虚湿动，君相二火浮升，故作燥渴。其渴者，湿邪较甚，故用五苓。不渴者，湿邪较轻，茯苓甘草汤，苓、桂、姜、甘泻水而疏木，和中而培土，防其湿动而生水瘀也。(《伤寒悬解·卷三·太阳经上篇·五苓散二》)

茯苓桂枝五味甘草汤

【组成用法】

茯苓桂枝五味甘草汤百五

茯苓四两，桂枝四两（去皮），五味半升，甘草三两（炙）。

上四味，以水八升，煮取三升，去滓，分温三服。（《金匮悬解·卷十四·内伤杂病·痰饮咳嗽三十三》）

【方解】

茯苓桂枝五味甘草汤，茯苓、桂枝泻水而下乙木之冲，甘草、五味培土而降辛金之逆也。（《金匮悬解·卷十四·内伤杂病·痰饮咳嗽三十三》）

【主治】

茯苓桂枝甘草大枣汤，方在茯苓。治太阳伤寒汗后，脐下悸动，欲作奔豚者。（《长沙药解·卷二·桂枝》）

青龙汤下已，多唾，口燥，寸脉沉，尺脉微，手足厥逆，气从小腹上冲胸咽，手足痹，其面翕热如醉状，因复下流阴股，小便难，时复冒者，与茯苓桂枝五味甘草汤，治其气冲。

青龙汤服下之后，若多唾，口燥，寸脉沉而尺脉微，手足厥逆，气从少腹上冲胸咽，是汗后阳亡而风木郁冲也。伤寒汗后阳亡，土湿水寒，木郁风动，则发奔豚，此亦奔豚之大意也。多唾口燥者，风木耗津而肺气上熏也。寸沉而尺微，上下之阳俱虚也。手足厥逆，土败而四肢失温也。气从少腹上冲胸咽，风木之上奔也。其面翕热如醉状，因复下流阴股，阳明循面下行，风木郁冲，阳明逆行，故面热，升已而降，则流于阴股。手足痹者，汗泄血中温气，经络闭塞而不行也。小便难者，土湿木郁，不能疏泄也。时复冒者，饮阻阳气，升浮无根也。此宜与茯苓桂枝五味甘草汤，治其冲气。（《金匮悬解·卷十四·内伤杂病·痰饮咳嗽三十三》）

茯苓戎盐汤

【组成用法】

茯苓戎盐汤六十三

茯苓半斤，白术二两，戎盐弹丸大一枚。

上三味，先将茯苓，白术煎成，入戎盐再煎，分温三服。戎盐，即青盐也。（《金匮悬解·卷十一·内伤杂病·小便不利十三》）

【方解】

茯苓戎盐汤，苓、术燥土而泻湿，戎盐利水而清热也。（《金匮悬解·卷十一·内伤杂病·小便不利十三》）

【主治】

小便不利，蒲灰散主之，滑石白鱼散、茯苓戎盐汤并主之。

小便不利，以土湿木遏，郁而生热，热传己土，而入膀胱，是以小便黄赤。黄者湿土之下传，赤者君火之下郁也（君火胎于乙木，故木郁则生下热）。木气遏陷，泄而不通，故水道淋涩。（《金匮悬解·卷十一·内伤杂病·小便不利十三》）

茯苓四逆汤

【组成用法】

茯苓四逆汤四十

茯苓二两一钱，人参三钱五分，甘草七钱，干姜五钱二分，附子一枚（炮，去皮脐，破八片）。

水五杯，煎三杯，温服大半杯，日三服。（《伤寒说意·卷二·太阳经坏病·火逆汗下后烦躁》）

茯苓四逆汤四十

茯苓六两，人参一两，甘草二两（炙），干姜一两五钱，附子一枚（去皮）。

上五味，以水五升，煮取二升，去滓，温服七合，日三服。（《伤寒悬解·卷四·太阳经中篇·茯苓四逆证十五》）

【方解】

茯苓四逆汤，茯苓、参、甘泄水而补土，干姜、附子温脾而暖肾也。（《伤

寒悬解·卷四·太阳经中篇·茯苓四逆证十五》）

以汗下亡阳，土败水发，阳气拔根，扰乱无归，故生烦躁。参、甘、姜、附温补火土，茯苓泻其水邪也。（《长沙药解·卷四·茯苓》）

【主治】

发汗若下之，病仍不解，烦躁者，茯苓四逆汤主之。汗下亡阳，土败水侮，阳气拔根，扰乱无归，故生烦躁。（《伤寒悬解·卷四·太阳经中篇·茯苓四逆证十五》）

茯苓杏仁甘草汤 ●

【组成用法】

茯苓杏仁甘草汤百二十四

茯苓三两，杏仁五十枚，甘草一两。

上三味，以水一斗，煮取五升，温服一升，日三服。不差，更服。（《金匮悬解·卷十六·内伤杂病·胸痹短气六》）

【方解】

以土湿胃逆，浊气冲塞，肺无降路，是以短气。茯苓泻湿而消满，杏仁破壅而降逆，甘草补中而培土也。（《长沙药解·卷三·杏仁》）

【主治】

胸痹，胸中气塞，短气，茯苓杏仁甘草汤主之，橘枳生姜汤亦主之。

胸痹，胸中气塞，短气，是土湿胃逆，浊气痞塞，肺无降路，是以短气。肺气堙塞，则津液凝瘀，而化痰涎。（《金匮悬解·卷十六·内伤杂病·胸痹短气六》）

茯苓泽泻汤

【组成用法】

茯苓泽泻汤七十一

茯苓八两，泽泻四两，桂枝二两，生姜四两，甘草二两，白术三两。

上五味，以水一斗，煮取三升，内泽泻，再煮取二升半，温服八合，日再服。(《金匮悬解·卷十三·内伤杂病·呕吐十》)

【方解】

以土湿木郁，抑塞不升，下窍闭结，浊阴无降泄之路，胆胃俱逆，是以呕吐。桂枝达木郁而升陷，生姜利胃壅而降逆，术甘补土而生津，苓、泽泻水而去湿也。(《长沙药解·卷四·茯苓》)

【主治】

胃反，吐而渴欲饮水者，茯苓泽泻汤主之。

胃反，呕吐而渴欲饮水者，湿盛胃逆而火不根水也。以戊土上逆，降路瘀塞，君相二火，不得下蛰，逆刑辛金，是以渴生。(《金匮悬解·卷十三·内伤杂病·呕吐十》)

附子粳米汤

【组成用法】

附子粳米汤百二十九

附子一枚(炮)，半夏半升，甘草一两，大枣十枚，粳米半升。

上五味，以水八升，煮米熟汤成，去滓，温服一升，日三服。(《金匮悬解·卷十七·内伤杂病·腹满十》)

【方解】

以火虚土败，水寒木郁，肝木克脾，故腹中雷鸣而为切痛，胆木克胃，故

胸胁逆满而作呕吐。粳米、甘、枣补土和中，附子驱下焦之湿寒，半夏降上脘之冲逆也。(《长沙药解·卷一·粳米》)

【主治】

腹中寒气，雷鸣切痛，胸胁逆满，呕吐，附子粳米汤主之。

腹中寒气，雷鸣切痛者，水寒木郁，肝气梗涩，而怫怒冲突，必欲强行，气转肠鸣，声如雷引，排触击撞，是以痛切。胸胁逆满，呕吐者，胆胃上逆，经络壅塞，浊气熏冲，则生呕吐。(《金匮悬解·卷十七·内伤杂病·腹满十》)

附子汤 ————————————————————————●

【组成用法】

附子汤八十五

附子二枚，茯苓一两，人参七钱，白术一两四钱，芍药一两。

水八杯，煎三杯，温服一杯，日三服。(《伤寒说意·卷九·少阴经·少阴里证》)

附子汤八十五

附子一枚(去皮脐)，茯苓三两，人参二两，白术四两，芍药三两。

上五味，以水八升，煮取三升，去滓，温服一升，日三服。(《伤寒悬解·卷十一·少阴脏病·附子证五》)

【方解】

当以附子汤温其肾脏，苓、附泻水而驱寒，参、术补土而益气，芍药敛木而息风，水温土燥，木荣风息，则寒热止而痛胀消矣。(《金匮悬解·卷二十·妇人·妊娠三胎胀三》)

【主治】

少阴病，得之一二日，口中和，其背恶寒者，当灸之，附子汤主之。

一二日中，背恶寒者，督脉之阳衰，太阳寒水之旺。当灸之以温外寒，附子汤以温内寒也。后章口燥咽干者，急下之，此曰口中和，则纯是湿寒，而非燥热，互观自明。(《伤寒悬解·卷十一·少阴脏病·附子证五》)

少阴病，身体疼，手足寒，骨节痛，脉沉者，附子汤主之。

少阴水旺，阴凝气滞，故骨节疼痛。土败水侮，四肢失温，故手足寒冷。水寒木陷，生气欲绝，故脉沉细。(《伤寒悬解·卷十一·少阴脏病·附子证五》)

妇人怀妊六七月，脉弦发热，其胎愈胀，腹痛恶寒者，少腹如扇，所以然者，子脏开故也，当以附子汤温其脏。

木郁则脉弦。木郁阳陷，故发热而恶寒。木郁克土，故胎胀而腹痛。木郁风生，故少腹凉气如扇。所以然者，土湿水寒，肝木不荣，陷而生风，疏泄失藏，致令子脏开张故也。(《金匮悬解·卷二十·妇人·妊娠三胎胀三》)

附子泻心汤

【组成用法】
附子泻心汤四十七

附子一枚（炮，去皮，破，别煮取汁），大黄二两，黄连一两，黄芩一两。

上四味，下三味以麻沸汤二升渍之，须臾绞去滓，内附子汁，分温再服。(《伤寒悬解·卷五·太阳经下篇·附子泻心汤证三》)

附子泻心汤四十七

黄连三钱五分，黄芩三钱五分，附子一枚（炮，去皮脐，别煮取汁），大黄三钱五分。

以麻沸汤二杯渍之，须臾绞去渣，内附子汁，分温再服。(《伤寒说意·卷三·太阳经坏病结胸痞证·痞证表里》)

【方解】
附子泻心汤，大黄、芩、连泻其上热，附子温其下寒也。(《伤寒悬解·卷

【主治】

脉浮而紧，而复下之，紧反入里，则作痞，按之自濡，但气痞耳。心下痞，按之濡，其脉关上浮者，大黄黄连泻心汤主之。心下痞，而复恶寒汗出者，附子泻心汤主之。

脉浮而紧，应以汗解，而复下之，紧反入里，浮紧变为沉紧，则作痞证。痞证阳气格郁，必生上热，阴气凝塞，必生下寒，寒热相逼，二气搏结，则心下石硬，而关脉沉紧，是当用诸泻心清上温下之法。若按之心下自濡，诊之关上脉浮者，是下寒未生，但是阳气痞塞，郁生上热，宜用大黄黄连泻其上热，无用温药也。若下寒已生，则心下不濡而关上不浮，其上热逼蒸，别无去路，是必开其皮毛，泄而为汗，如是心下痞硬，而复恶寒汗出者，是其下寒已动。宜附子泻心汤，大黄，芩，连，泻其上热，附子温其下寒也。此以下伤其中气，土败胃逆，胆心不降，君相二火皆升，大黄泻胃而降逆，黄连泻其心火，黄芩泻其胆火。第曰泻心者，相火以君火为主也。（《伤寒悬解·卷五·太阳经下篇·附子泻心汤证三》）

甘草粉蜜汤 ———————————————●

【组成用法】

甘草粉蜜汤百四十三

甘草二两，粉一两，蜜四两。

上三味，以水三升，先煮甘草，取二升，去滓，内粉，蜜，搅令和，煎如薄粥，温服一升。差即止。（《金匮悬解·卷十八·内伤杂病·蛔虫六》）

【方解】

甘草粉蜜汤，甘草补土，白粉杀虫，蜂蜜润燥而清风，滑肠而下积也。（《金匮悬解·卷十八·内伤杂病·蛔虫六》）

【主治】

蛔虫之为病，令人吐涎心痛，发作有时，毒药不止，甘草粉蜜汤主之。

蛔虫之为病，令人吐涎沫而心痛，以肝心子母之脏，气通于心，其经夹胃口而贯膈，正由心旁，蛔者木气所化，木郁而上冲，故心痛也。心病则火炎而刑金，津液不布，故涎沫上涌。蛔有动止，故发作有时。毒药不止者，但知杀虫，而木郁不达也。(《金匮悬解·卷十八·内伤杂病·蛔虫六》)

甘草附子汤 ⎯⎯⎯⎯⎯⎯⎯⎯⎯⎯⎯⎯⎯⎯●

【组成用法】

甘草附子汤百六

甘草二两（炙），附子二枚（炮，去皮），白术二两，桂枝四两。

以水六升，煮取二升，去滓，温服一升，日三服。初服得微汗则解，能食。汗出复烦者，服五合。恐一升多者，服六七合为妙。(《伤寒悬解·卷十三·伤寒类证·湿病九》)

【方解】

甘草附子汤，甘草、白术补土而燥湿，附子、桂枝暖水而疏木也。(《金匮悬解·卷四·外感杂病·湿病十一》)

【主治】

风湿相抟，骨节烦疼掣痛，不得屈伸。近之则痛剧，汗出短气，小便不利，恶风不欲去衣，或身微肿者，甘草附子汤主之。

湿流关节，烦疼掣痛，不得屈伸，近之则痛剧。气道郁阻，皮毛蒸泄，则汗出气短。阳郁不达，而生表寒，则恶风不欲去衣。湿气痹塞，经络不通，则身微肿。甘草附子汤，温脾胃而通经络，则风湿泄矣。(《伤寒悬解·卷十三·伤寒类证·湿病九》)

甘草干姜汤 ●————————————————————————————●

【组成用法】

甘草干姜汤十八

甘草四两（炙），干姜二两（炮）。

上㕮咀，以水三升，煮取一升五合，去滓，分温再服。（《伤寒悬解·卷四·太阳经中篇·甘草干姜证三》）

甘草干姜汤十八

甘草一两四钱，干姜一两四钱。

水四杯，煎杯半，温分再服。（《伤寒说意·卷二·太阳经坏病·汗后亡阳》）

【方解】

甘草干姜汤，甘草补中而培土，干姜温肺而降逆也。（《金匮悬解·卷十五·内伤杂病·肺痈三》）

【主治】

肺痿，吐涎沫而不咳者，其人不渴，必遗尿，小便数，所以然者，以上虚不能制下故也，此为肺中冷，必眩，多涎唾，甘草干姜汤以温之。若服汤已渴者，属消渴。

肺痿之病，金被火刑，必咳而渴，若但吐涎沫而不咳者，则其人不渴，必当遗尿而小便数。所以然者，以上虚不能制下，气不摄水故也。此为肺中寒冷，必头目眩晕，多吐涎唾。以其肺胃寒滞，阳不归根，是以发眩。气不四达，是以多涎。（《金匮悬解·卷十五·内伤杂病·肺痈三》）

甘草干姜汤，方在甘草。治伤寒汗后，烦躁吐逆。（《长沙药解·卷一·干姜》）

甘草麻黄汤

【组成用法】

甘草麻黄汤五十

甘草二两，麻黄四两。

上二味，以水五升，先煮麻黄，去上沫，内甘草，煮取三升，温服一升，重覆汗出。不汗，再服。(《金匮悬解·卷十·内伤杂病·水气二十六》)

【方解】

以土湿不能行水，皮毛外闭，溲尿下阻，湿无去路，淫蒸肌肤，而发黄肿。甘草补其土，麻黄开皮毛而泻水湿也。(《长沙药解·卷一·甘草》)

【主治】

里水，越婢加术汤主之，甘草麻黄汤亦主之。

里水，越婢加术汤，主小便自利而渴者，甘草麻黄汤，主小便不利而无渴者，皆用麻黄，使里水化汗而外泄也。(《金匮悬解·卷十·内伤杂病·水气二十六》)

治里水，一身面目黄肿，小便不利者。(《长沙药解·卷一·甘草》)

【禁忌】

慎风寒。(《金匮悬解·卷十·内伤杂病·水气二十六》)

甘草汤

【组成用法】

甘草汤八十六

甘草七钱（生）。

水三杯，煎一杯，温服一半，日二服。(《伤寒说意·卷九·少阴经·咽痛》)

甘草汤八十六

甘草二两。

以水三升，煮取一升半，去滓，温服七合，日二服。(《伤寒悬解·卷十一·少阴脏病·甘草桔梗证十一》

【方解】

少阴水旺，二火俱胜，上行清道，是以咽痛，生甘草泻热而消肿也。(《长沙药解·卷一·甘草》)

【主治】

少阴病，二三日，咽痛者，可与甘草汤，不差，与桔梗汤。

二三日，初觉咽痛者，可与甘草汤，以少阴水旺，君相皆腾，二火逆冲，是以咽痛，甘草泄热而缓急迫也。不差者，与桔梗汤，甘草泻热而缓急迫，桔梗降逆而开结滞也。(《伤寒悬解·卷十一·少阴脏病·甘草桔梗证十一》)

甘草泻心汤

【组成用法】

甘草泻心汤四十八

甘草一两四钱，大枣十二枚，半夏一两七钱，干姜一两，黄芩一两，黄连三钱五分。

水十杯，煮六杯，去渣，再煎取三杯，温服一杯，日三服。(《伤寒说意·卷三·太阳经坏病结胸痞证·泻心诸变》)

甘草泻心汤五十

甘草四两，大枣十二枚，干姜三两，半夏半升(洗)，黄芩三两，黄连一两。

上六味，以水一斗，煮取六升，去滓，再煎取三升，温服一升，日三服。(《伤寒悬解·卷五·太阳经下篇·甘草泻心汤证六》)

【方解】

以下后中气虚寒，水谷不消，土木皆郁，升降倒行。脾陷而贼于乙木，则腹中雷鸣而下利。胃逆而贼于甲木，则心下痞硬而干呕。君相火炎，宫城不清，是以心烦。甘、姜、大枣温补中气之虚寒，芩、连清泻上焦之烦热，半夏降胃逆而止干呕也。(《长沙药解·卷一·甘草》)

【主治】

甘草泻心汤，方在半夏。治伤寒下后，心下痞硬，干呕心烦，雷鸣下利。(《长沙药解·卷一·干姜》)

狐惑之为病，状如伤寒，默默欲眠，目不得闭，卧起不安，蚀于喉为惑，蚀于阴为狐，不欲饮食，恶闻食臭，其面目乍赤，乍黑，乍白。蚀于上部则声嘎，甘草泻心汤主之。

狐惑者，狐疑惶惑，绵昧不明，状如伤寒。而病实在里，默默欲眠，目不得闭，卧起不安，饮食皆废，其面目乍赤，乍黑，乍白，而无定色。此盖湿气遏郁，精神昏愦之病也。湿邪淫泆，上下熏蒸，浸渍糜烂，肌肉剥蚀。蚀于喉咙，其名为惑，以心主藏神，阳分受伤，清风燔蒸，则神思惶惑而不灵也。蚀于二阴，其名为狐，以肾主藏志，阴分受伤，浊气熏烁，则志意狐惑而不清也。蚀于上部，其病在心，心火刑金，是以声嘎。土湿则脾陷而不消，胃逆而不纳，故不能饮食。君火不降，则见赤色。辛金不降，则见白色。壬水不降，则见黑色。病见上下，而根在中焦，总由太阴湿土之旺。甘草泻心，温中清上，培土降逆，狐惑之的方也。(《金匮悬解·卷六·外感杂病·狐惑一》)

甘麦大枣汤 ————————————●

【组成用法】

甘麦大枣汤百七十一

甘草三两，小麦一升，大枣十枚。

上三味，以水六升，煮取三升，分温三服。(《金匮悬解·卷二十二·妇人·杂病十二脏躁悲伤二十八》)

【方解】

甘麦大枣汤，甘草培土，大枣滋乙木而息风，小麦润辛金而除躁也。(《金匮悬解·卷二十二·妇人·杂病十二脏躁悲伤二十八》)

【主治】

妇人脏躁，悲伤欲哭，象如神灵所作，数欠伸，甘麦大枣汤主之。

肺属金，其气燥，其志悲，其声哭，妇人脏躁，则悲伤欲哭，象如神灵所作，不能自由。盖五行之气，升于九天之上，则畅遂而为喜，喜者，心之志也，陷于九地之下，则幽沦而为恐，恐者，肾之志也，方升未升，喜之未遂，则郁勃而为怒，怒者，肝之志也，方陷未陷，恐之将作，则凄凉而为悲，悲者，肺之志也。以厥阴风木之气善耗津血，风动而耗肺津，肺金枯燥，故悲伤欲哭。欠者，开口而呵气，伸者，举臂而舒筋，阴阳之相引也。日暮阳降，则生欠伸，欠伸者，阴引而下，阳引而上，未能即降也。金主降，燥金欲降而肾阴又引也，故数作欠伸。(《金匮悬解·卷二十二·妇人·杂病十二脏躁悲伤二十八》)

甘遂半夏汤

【组成用法】

甘遂半夏汤九十三

甘遂大者二枚，半夏十二枚（以水一升，煮取半升，去滓），芍药五枚，甘草如指大一枚（炙）。

上四味，以水二升，煮取半升，去滓，以蜜半升，合药汁煎取八合，顿服之。(《金匮悬解·卷十四·内伤杂病·痰饮十七》)

【方解】

甘遂半夏汤，甘遂、半夏泻水而涤饮，甘草、芍药培土而泻木，蜂蜜滑肠

而行水也。(《金匮悬解·卷十四·内伤杂病·痰饮十七》)

【主治】

病者脉伏，其人欲自利，利反快，虽利，心下续坚满，此为留饮欲去故也，甘遂半夏汤主之。

留饮在下，故脉伏而欲自利。若利反捷快，是留饮下行，肠胃滋濡也。虽水随利下，心下犹续续坚满，以水下未尽，浊阴不得遽消，然已非从前痞结之象，此为留饮欲去，故稍觉松软也。(《金匮悬解·卷十四·内伤杂病·痰饮十七》)

干姜附子汤 ●

【组成用法】

干姜附子汤四十一

干姜三钱五分，附子一枚（生用）。

水二杯，煎一杯，顿服。(《伤寒说意·卷二·太阳经坏病·火逆汗下后烦躁》)

干姜附子汤四十一

干姜一两，附子一枚（生用，去皮，破八片）。

上二味，以水三升，煮取一升，去滓，顿服。(《伤寒悬解·卷四·太阳经中篇·干姜附子证十六》)

【方解】

干姜附子汤，干姜温中以回脾胃之阳，附子温下以复肝肾之阳也。(《伤寒悬解·卷四·太阳经中篇·干姜附子证十六》)

【主治】

下之后，复发汗，昼日烦躁不得眠，夜而安静，不呕，不渴，无表证，脉微沉，身无大热者，干姜附子汤主之。

汗下亡阳，土败水侮，微阳拔根，不得下秘，故昼日烦躁不得眠。夜而阳气归根，是以安静。温气脱泻，乙木郁陷，故脉象沉微而身无大热。（《伤寒悬解·卷四·太阳经中篇·干姜附子证十六》）

干姜黄连黄芩人参汤 ────────────●

【组成用法】

干姜黄连黄芩人参汤一百一

干姜一两，人参一两，黄连一两（去须），黄芩一两。

水六杯，煎二杯，去滓，分温再服。（《伤寒说意·卷十·厥阴经·呕吐》）

干姜芩连人参汤，干姜、人参、黄芩、黄连各三两。（《长沙药解·卷一·干姜》）

【方解】

干姜黄连黄芩人参汤，参、姜补中而温寒，芩、连清上而泻热也。（《伤寒说意·卷十·厥阴经·呕吐》）

【主治】

伤寒，本自寒下，医复吐下之，寒格，更逆吐下，若食入口即吐，干姜黄连黄芩人参汤主之。

本自内寒下利，医复吐下之，中气愈败，寒邪阻膈，胃气更逆，脾气更陷，吐下不止。若食方入口即吐者，是中脘虚寒，而上焦有热。宜干姜黄连黄芩人参汤，干姜、人参温补中脘之虚寒，黄连、黄芩清泻上焦之虚热也。（《伤寒悬解·卷十二·厥阴经全篇·干姜连芩人参证二十四》）

干姜人参半夏丸 ————————————●

【组成用法】

干姜人参半夏丸百五十五

干姜一两，人参一两，半夏二两。

上三味，末之，以生姜汁糊为丸，如梧子大，饮服十丸，日三服。

按：此方以生姜汁，炼蜜为丸，治反胃呕吐甚良。加茯苓，愈妙。(《金匮悬解·卷二十·妇人·妊娠六呕吐六》)

【方解】

干姜人参半夏丸，干姜、人参温中而益气，半夏、姜汁降逆而止呕也。(《金匮悬解·卷二十·妇人·妊娠六呕吐六》)

【主治】

妊娠，呕吐不止，干姜人参半夏丸主之。

中焦郁满，胃气上逆，则呕吐不止。(《金匮悬解·卷二十·妇人·妊娠六呕吐六》)

葛根黄连黄芩汤 ————————————●

【组成用法】

葛根黄连黄芩汤二十一

葛根二两八钱，黄连三钱五分，黄芩七钱，甘草七钱。

水八杯，先煮葛根，减二杯，入诸药，煎二杯，分温再服。(《伤寒说意·卷二·太阳经坏病·下后泄利喘汗》)

葛根黄连黄芩汤二十一

葛根半斤，黄连三两，黄芩二两，甘草二两（炙）。

上四味，以水八升，先煎葛根，减二升，入诸药，煮取二升，去滓，分温

再服。(《伤寒悬解·卷四·太阳经中篇·葛根连芩证十一》)

【方解】

葛根达阳明之郁，芩、连清君相之火，胸膈肃清，然后中下之寒，徐可议温也。(《伤寒悬解·卷四·太阳经中篇·葛根连芩证十一》)

【主治】

太阳病，桂枝证，医反下之，利遂不止，脉促者，表未解也，喘而汗出者，葛根黄连黄芩汤主之。

太阳病，桂枝证，有表邪而无里邪，医反下之，败其中气，利遂不止，此当温里。若脉促者，是表未解也，盖病在经络，不解表而攻里，表阳乘里虚而内陷，为里阴所拒，不得下达，表里束迫，故见促象（脉来数，时止复来者，曰促）。若喘而汗出者，是胃气上逆，肺阻而为喘，肺郁生热，气蒸而为汗也。虽内有四逆证，外有桂枝证，而热在胸膈，二方俱不能受，宜葛根连芩汤主之。

桂枝证，解表而用葛根，以喘而汗出，胸膈郁蒸，宜葛根之辛凉，不宜桂枝之辛温也。(《伤寒悬解·卷四·太阳经中篇·葛根连芩证十一》)

葛根加半夏汤 ————————————●

【组成用法】

葛根加半夏汤五十六

葛根四两，麻黄三两（泡，去黄汁，焙），桂枝二两，芍药二两，甘草二两，生姜三两，大枣十二枚，半夏半升（洗）。

上八味，以水一斗，先煮葛根、麻黄，减二升，去上沫，内诸药，煮取二升，去滓，温服一升。覆取微似汗。(《伤寒悬解·卷六·阳明经上篇·葛根半夏证七》)

葛根加半夏汤五十六

葛根一两四钱，麻黄一两（汤泡，去黄汁，焙），桂枝七钱，芍药七钱，甘草七钱，生姜一两，大枣十二枚，半夏一两七钱。

水十杯，煎三杯，温服一杯。覆衣，取微汗。(《伤寒说意·卷四·阳明经·阳明初病葛根汤》)

【方解】

以阳明为少阳胆木所逼，水谷莫容，已消而在下脘则为利，未消而在上脘则为呕。半夏降胃逆而止呕也。(《长沙药解·卷一·半夏》)

【主治】

太阳与阳明合病，不下利，但呕者，葛根加半夏汤主之。

二阳合病，经迫脐郁，不能容纳水谷，未化之食，必当涌吐而上。半夏降胃逆而止呕吐也。(《伤寒悬解·卷六·阳明经上篇·葛根半夏证七》)

葛根汤

【组成用法】

葛根汤五十五

葛根四两，麻黄二两，桂枝二两，芍药二两，甘草二两，生姜三两，大枣十二枚。

上七味，㕮咀，以水一斗，先煮麻黄、葛根，减二升，去上沫，内诸药，煮取三升，去滓，温服一升。覆取微似汗，不须啜粥，余如桂枝法将息及禁忌。(《伤寒悬解·卷六·阳明经上篇·葛根证五》)

葛根汤五十五

葛根一两四钱，麻黄七钱，桂枝七钱，芍药七钱，甘草七钱，生姜一两，大枣十二枚。

水十杯，先煮麻黄、葛根，去沫，入诸药，煎三杯，温服一杯。覆衣，取微汗。不用食粥。(《伤寒说意·卷四·阳明经·阳明初病葛根汤》)

【方解】

葛根汤，葛根泄阳明之卫，麻黄泄太阳之卫，桂枝、芍药通经络而清营血，姜、甘、大枣和中气而补脾精也。（《伤寒悬解·卷六·阳明经上篇·葛根证五》）

【主治】

治伤寒太阳阳明合病，项背强几几，无汗恶风者。阳明胃经，自头走足，行身之前。（《长沙药解·卷一·葛根》）

太阳病，无汗而小便反少，气上冲胸，口噤不得语，欲作刚痉，葛根汤主之。

太阳病，无汗，是伤寒之证，而小便反少，寒水不降也。甲木生于壬水，太阳不降，甲木逆行，而贼胃土，故气上冲胸，而口噤不语。以少阳之脉，下胸而贯膈，阳明之脉，挟口而环唇也。此欲作刚痉。（《金匮悬解·卷四·外感杂病·痉病十二》）

太阳与阳明合病者，必自下利，葛根汤主之。

太阳表寒外束，经络壅迫，郁遏阳明胃气，不能容纳水谷，已化之食，必当注泄而下。葛根、麻黄泻二阳之卫郁，以松里气也。（《伤寒悬解·卷六·阳明经上篇·葛根证六》）

瓜蒂散

【组成用法】

瓜蒂散五十三

瓜蒂一分（熬），赤小豆（一分）。

上二味，各别捣筛，为散已，合治之，取一钱匕，以香豉一合，用热汤七合，煮作稀糜，去滓，取汁合散，温顿服之。不吐者，少少加，得快吐乃止。（《伤寒悬解·卷五·太阳经下篇·瓜蒂散证十》）

【方解】

瓜蒂散，香豉行其滞，小豆泻其湿，瓜蒂涌其寒痰。(《伤寒悬解·卷五·太阳经下篇·瓜蒂散证十》)

【主治】

治胸有寒瘀，病如桂枝证，头不痛，项不强，寸脉微浮，心中痞硬，气上冲咽喉，不得息者。(《长沙药解·卷一·瓜蒂》)

病人手足厥冷，脉乍紧者，邪结在胸中，心下满而烦，饥不能食者，病在胸中，当须吐之，宜瓜蒂散。方在太阳百三十二。

病人手足厥冷，而脉乍紧者，或觉邪结在胸中，心下满而烦，饥不能食者，此其病在胸中，当须吐之，宜瓜蒂散。盖胃气下行，浊阴敛降，则心胸清旷，而不满结，此缘胃气上逆，浊阴不降，故心下胀满，饥不能食。胃口痞塞，肺气郁遏，淫生痰涎，阻膈窍隧，阳气不能四达，故手足厥冷。脉候乍紧，《脉法》所谓支饮急弦也。吐之宿物尽去，清气流通，则诸证悉瘳矣。(《伤寒悬解·卷十二·厥阴经全篇·瓜蒂散证十五》)

【禁忌】

若诸亡血之家，血惯上逆，不可与也。(《伤寒悬解·卷五·太阳经下篇·瓜蒂散证十》)

瓜蒂汤

【组成用法】

瓜蒂汤十五

瓜蒂二十枚。

上剉，以水一升，煮取五合，去滓，顿服。(《金匮悬解·卷四·外感杂病·暍病三》)

【方解】

窍隧冷闭，郁遏阳火，而生内热。壮火伤气，故脉微弱。瓜蒂决皮中之水，开窍而泻热也。(《长沙药解·卷一·瓜蒂》)

【主治】

太阳中暍，身热疼重，而脉微弱，此以夏月伤冷水，水行皮中所致也，一物瓜蒂汤主之。

夏月汗出，浴于冷水，水入汗孔，而行皮中。皮毛冷闭，郁遏阳火，不得外泄，故生内热。热则伤气，故脉微弱。瓜蒂泻皮中之冷水，水去则窍开而热泄矣。(《金匮悬解·卷四·外感杂病·暍病三》)

桂甘姜枣麻附细辛汤 ●

【组成用法】

桂甘姜枣麻附细辛汤五十五

桂枝三两，生姜三两，甘草二两，大枣十二枚，麻黄二两，附子一枚（炮），细辛二两。

上七味，以水七升，先煮麻黄，去上沫，内诸药，煮取二升，分温三服。当汗出，如虫行皮中，即愈。(《金匮悬解·卷十·内伤杂病·水气三十一》)

【方解】

桂甘姜枣麻附细辛汤，甘、枣培其土虚，附子温其水寒，麻黄泻其滞气，姜、桂、细辛降其浊阴也。(《金匮悬解·卷十·内伤杂病·水气三十一》)

【主治】

治气分，心下坚，大如盘，边如旋杯。气分，清阳之位，而浊气痞塞，心下坚，大如盘，边如旋杯，此下焦阴邪逆填于阳位也。(《长沙药解·卷二·桂枝》)

桂苓五味甘草汤 ————————————●

【组成用法】

桂苓五味甘草汤，桂枝四两，茯苓四两，五味半升，甘草三两。(《长沙药解·卷二·桂枝》)

【主治】

小青龙汤，治痰饮咳逆，饮去咳止，气从少腹上冲胸咽者，以桂苓五味甘草汤治其气冲。咳嗽冲逆者，辛金之不敛也。泄利滑溏者，庚金之不敛也。五味酸收涩固，善敛金气，降辛金之上冲而止咳逆，升庚金之下脱而止滑泄，一物而三善备焉。金收则水藏，水藏则阳秘，阳秘则上清而下温，精固而神宁，是亦虚劳之要药也。(《长沙药解·卷三·五味子》)

桂苓五味甘草汤去桂加干姜细辛 ——————●

【组成用法】

苓甘五味姜辛汤百六

茯苓四两，五味半升，甘草三两，干姜三两，细辛三两。

上五味，以水八升，煮取三升，去滓，温服半升，日三服。(《金匮悬解·卷十四·内伤杂病·痰饮咳嗽三十四》)

【方解】

以中虚胃逆，肺气郁阻，是以咳满，姜、辛破壅而降逆也。(《长沙药解·卷一·干姜》)

【主治】

冲气既低，而反更咳胸满者，用桂苓五味甘草汤去桂加干姜细辛，以治其咳满。

服桂苓五味甘草后，冲气即低，而反更咳嗽而胸满者，乙木虽降，而辛金

更逆也。用桂苓五味甘草去桂加干姜，细辛利肺而降逆，以治其咳满也。(《金匮悬解·卷十四·内伤杂病·痰饮咳嗽三十四》)

桂枝二麻黄一汤

【组成用法】

桂枝二麻黄一汤四

桂枝五钱，芍药四钱，甘草三钱（炙），生姜四钱，大枣五枚，麻黄二钱，杏仁十六枚（去皮、尖）。

水五杯，先煮麻黄，去上沫，入诸药，煎二杯，温服一杯，日再服。(《伤寒说意·卷一·太阳经·太阳风寒两感桂麻各半汤证》)

桂枝二麻黄一汤五

桂枝一两七铢，芍药一两六铢，甘草一两二铢，大枣五枚，生姜一两六铢，麻黄十六铢，杏仁十六枚（去皮、尖）。

上七味，以水五升，先煮麻黄一二沸，去上沫，内诸药，煮取二升，去滓，温服一升，日再服。(《伤寒悬解·卷三·太阳经上篇·桂二麻一证四》)

【主治】

服桂枝汤，大汗出，脉洪大者，与桂枝汤，如前法，若形如疟，日再发者，桂枝二麻黄一汤。

如服桂枝汤，大汗出而表未解，而脉又洪大（洪大即脉浮之变文），是表有寒而里有热，此亦桂枝越婢证，可与桂枝汤，如前法而加越婢也。若前证之形如疟状，而无洪大之脉，寒热日仅再发，不能二三度者，是正气虚，不能频与邪争也。其风邪多而寒邪少，宜桂枝二麻黄一汤，重泻营血而轻泻卫气，乃为合法也。

伤寒营闭卫郁，则生表寒。中风卫闭营郁，则生里热。风寒双感，营卫俱伤，则寒热往来，形状如疟。盖寒伤营则营欲泄，泄而不透，故敛束卫气而为寒，风伤卫则卫欲闭，闭而不开，故遏逼营血而为热。营郁热发，及其卫衰而营血外乘，又束卫气而寒来，卫郁寒生，及其营衰而卫气外乘，又遏营血而热来，此先中于风而后伤于寒，营卫交争，迭为胜负之故也。若其人便调不呕，寒热频发，日二三度，脉微缓者，是正气颇旺，不久将罢，病为欲愈，无用治也。若脉浮而紧，面热身痒，是阳为阴郁，欲发而未能也。仲景《脉法》：寸口脉浮而紧，浮则为风，紧则为寒，风则伤卫，寒则伤营，营卫俱伤，骨节烦疼，当发其汗，宜桂枝麻黄各半汤，双泻营卫也。若其寒热不频，日仅再作，是其正气之虚，不能频发，而风多寒少，卫郁不盛，宜桂枝二麻黄一汤，重泻其营而轻泻其卫也。如其发热作渴，脉浮而洪大者，是兼有里热，宜桂枝二越婢一汤，稍清其内热也。(《伤寒说意·卷一·太阳经·太阳风寒两感桂麻各半汤证》)

桂枝二越婢一汤

【组成用法】

桂枝二越婢一汤五

桂枝二钱，芍药二钱，甘草二钱，生姜三钱，大枣四枚，麻黄二钱，石膏二钱（碎，绵裹）。

水五杯，煎二杯，温服一杯。(《伤寒说意·卷一·太阳经·太阳风寒两感桂麻各半汤证》)

桂枝二越婢一汤四

桂枝十八铢，芍药十八铢，甘草十八铢，大枣四枚，生姜一两三钱，麻黄十八铢，石膏十四铢。

上七味，㕮咀，以水五升，先煮麻黄一二沸，去上沫，内诸药，煮取二升，温服一升。(《伤寒悬解·卷三·太阳经上篇·桂枝越婢证三》)

【主治】

太阳病，发热恶寒，热多寒少，脉微弱者，此无阳也，不可更汗，宜桂枝二越婢一汤。

发热恶寒，热多寒少，形作伤寒，而其脉不弦紧而微弱者，以血藏于肝而内胎君火，实以阴质而抱阳气，血虚脉弱，是无阳也。其恶寒虽少，不可不解，发热既多，不可不清，但不可更以他药发汗，宜桂枝二越婢一汤，重泻营血，轻泄卫气，而兼清内热，则表里全瘳矣。

此无阳也，即阴阳俱虚意。此不可更汗，发明不可更发汗更下更吐句义，言寻常汗吐下法，俱不可更用，当另有汗法，桂枝越婢是也。

桂枝茯苓丸 ●————————————————————————

【组成用法】

桂枝茯苓丸百五十一

桂枝、芍药、桃仁（去皮尖，熬）、牡丹皮、茯苓等分。

上五味，末之，炼蜜丸如兔屎大，每日食前服一丸。不知，加至三丸。（《金匮悬解·卷二十·妇人·妊娠二癥痼二》）

【方解】

桂枝茯苓丸，桂枝、芍药疏木而清风，丹皮、桃仁破瘀而行血，茯苓泻水而渗湿，以渐而消磨之，此妊娠除癥之法也。（《金匮悬解·卷二十·妇人·妊娠二癥痼二》）

【主治】

桂枝茯苓丸，方在桂枝。用之治宿有癥病，胎动下血。

治妊娠，宿有癥病，胎动漏血。（《长沙药解·卷二·桂枝》）

桂枝附子汤

【组成用法】

桂枝附子汤百四，即桂枝去芍药加附子汤，而分两不同。

桂枝四两，甘草二两（炙），大枣十二枚，生姜三两，附子三枚（炮，去皮，破八片）。

上五味，以水六升，煮取二升，去滓，分温三服。（《伤寒悬解·卷十三·伤寒类证·湿病八》）

【方解】

以水寒土湿，木气下郁，不能疏泄水道。姜、甘、大枣和中补土，桂枝疏乙木之郁，附子温癸水之寒也。（《长沙药解·卷四·附子》）

【主治】

伤寒八九日，风湿相搏，身体烦痛，不能自转侧，不呕不渴，脉浮虚而涩者，桂枝附子汤主之。若其人大便硬，小便自利者，去桂枝加白术汤主之。

湿为风郁，两相抟结，营卫寒滞，故身体烦痛，不能转侧。"脉法"：风则浮虚，脉浮虚而涩者，血分之虚寒也。桂枝附子汤，桂枝和中而解表，附子暖血而去寒也。若其人大便硬，小便自利者，则木达而疏泄之令行，湿不在下而在中，去桂枝之疏木，加白术以燥己土也。（《伤寒悬解·卷十三·伤寒类证·湿病八》）

桂枝附子去桂加白术汤

【组成用法】

桂枝附子去桂加白术汤，甘草二两，大枣六枚，生姜两半，附子一枚，白术一两。（《长沙药解·卷一·白术》）

【方解】

表闭汗回，流溢经络关节，营卫郁阻，是以疼烦。若小便不利，此应桂枝加附子，暖水达木，以通水道。今大便坚，小便自利，则湿兼在表而不在里。而水道过通，恐亡津液，故去桂枝之疏泄，加白术以补津液也。（《长沙药解·卷一·白术》）

【主治】

治风湿相抟，身体疼烦，大便坚，小便自利者。以汗出遇风。（《长沙药解·卷一·白术》）

桂枝甘草龙骨牡蛎汤

【组成用法】

桂枝甘草龙骨牡蛎汤三十九

桂枝三钱五分，甘草七钱，牡蛎七钱，龙骨七钱。

水五杯，煎二杯，温服大半杯，日三服。（《伤寒说意·卷二·太阳经坏病·火逆汗下后烦躁》）

桂枝甘草龙骨牡蛎汤三十九

桂枝一两，甘草二两，龙骨二两，牡蛎三两。

上为末，以水五升，煮取二升半，去滓，温服八合，日三服。（《伤寒悬解·卷四·太阳经中篇·桂枝甘草龙骨牡蛎证十四》）

【方解】

桂枝、甘草疏木郁而培中宫，龙骨、牡蛎敛神气而除烦躁也。（《长沙药解·卷四·龙骨》）

【主治】

火逆，下之，因烧针，烦躁者，桂枝甘草龙骨牡蛎汤主之。

火劫发汗，是为火逆。火逆之证，下之亡其里阳，又复烧针发汗，亡其表

阳，神气离根，因而烦躁不安。(《伤寒悬解·卷四·太阳经中篇·桂枝甘草龙骨牡蛎证十四》)

桂枝甘草汤 ————————————————●

【组成用法】

桂枝甘草汤三十五

桂枝四两，甘草二两（炙）。

上二味，以水二升，煮取一升，去滓，顿服。(《伤寒悬解·卷四·太阳经中篇·桂枝甘草证六》)

桂枝甘草汤三十五

桂枝一两四钱，甘草七钱。

水三杯，煎一杯，顿服。(《伤寒说意·卷二·太阳经坏病·汗吐下后心满气冲头眩身摇心悸肉瞤》)

【方解】

桂枝甘草汤，桂枝疏木而安动摇，甘草补土以培根本也。(《伤寒悬解·卷四·太阳经中篇·桂枝甘草证六》)

【主治】

发汗过多，其人又手自冒心，心下悸，欲得按者，桂枝甘草汤主之。

汗亡心液，火泻神虚，故又手自冒其心（冒者，覆也）。汗多阳亡，温气泻脱，风木不宁，而土败胃逆，浊气填塞，风木上行，升路郁阻，故心下动悸，欲得手按，以宁神宇。(《伤寒悬解·卷四·太阳经中篇·桂枝甘草证六》)

桂枝加大黄汤

【组成用法】

桂枝加大黄汤七十九

桂枝三两,甘草二两(炙),大枣十二枚,生姜三两,芍药六两,大黄一两。

上六味,以水七升,煮取三升,去滓,温服一升,日三服。(《伤寒悬解·卷十·太阴全篇·桂枝大黄证八》)

桂枝加大黄汤七十九

桂枝一两,甘草七钱,生姜一两,大枣十二枚,芍药二两,大黄三钱五分。

水七杯,煎三杯,温服一杯,日三服。(《伤寒说意·卷八·太阴经·腹痛腹满》)

【方解】

以太阳表病,误下而伤脾气,脾陷木遏,郁生风热,侵克己土,胀满而成实痛。桂枝和中而解表,芍药滋乙木而清风,大黄泻己土而消满也。(《长沙药解·卷一·大黄》)

【主治】

大实痛者,桂枝加大黄汤主之。

满痛而加大实,非泻不可,桂枝加大黄汤,倍芍药以清木燥,而加大黄以泻土郁。(《伤寒悬解·卷十·太阴全篇·桂枝大黄证八》)

若本太阳之表病,医不解表,而反下之,土虚木贼,因而腹满时痛者,是属太阴脏病,宜桂枝加芍药汤,桂枝达肝气之郁,芍药清风木之燥也。其大实痛者,风木贼土,郁结成实,宜桂枝加大黄汤,泻其土郁也。

太阴为病,而脉候软弱,便是脾阳之虚,其人续当自行便利,设当用大黄、芍药者,宜减之,以其胃气虚弱而易动也。(《伤寒说意·卷八·太阴经·腹痛腹满》)

桂枝加附子汤 ──────────────────●

【组成用法】

桂枝加附子汤三十二

桂枝一两,芍药一两,甘草七钱,生姜一两,大枣十二枚,附子一枚（炮）。

煎如桂枝汤法。(《伤寒说意·卷二·太阳经坏病·汗后表虚漏泄恶风恶寒》)

桂枝加附子汤三十二

桂枝三两,芍药三两,甘草二两,大枣十二枚,附子一枚（炮,破八片）,生姜三两。

于桂枝汤内加附子一枚,破八片,余依前法。(《伤寒悬解·卷四·太阳经中篇·太阳坏病入少阴桂枝附子证一》)

【方解】

桂枝加附子汤,桂枝达肝木之郁陷,芍药敛风气之疏泄,姜、甘、大枣补脾精而和中气,附子暖肾水以益阳根也。(《伤寒悬解·卷四·太阳经中篇·太阳坏病入少阴桂枝附子证一》)

【主治】

太阳病,发汗,遂漏不止,其人恶风,小便难,四肢微急,难以屈伸者,桂枝加附子汤主之。

卫阳汗泄,皮毛失敛,是以汗漏不止。表虚,是以恶风。汗亡血中温气,木郁不能行水,是以小便难。阳亡土败,不能温养四肢,是以四肢微急,难以屈伸。肾主五液,入心为汗,肾气者,诸阳之本,汗漏不止,则肾中阳根,泄而不藏。(《伤寒悬解·卷四·太阳经中篇·太阳坏病入少阴桂枝附子证一》)

伤寒八九日,风湿相抟,身体疼烦,不能转侧,不呕不渴,脉浮虚而涩者,桂枝附子汤主之。如大便坚,小便自利者,去桂加白术汤主之。

湿为风郁,两相抟结,营卫壅滞,故身体烦疼,不能转侧。《脉法》：风则浮虚，脉浮虚而涩者，血分之虚寒也。桂枝加附子汤，桂枝和中而解表，附子暖血而驱寒也。(《金匮悬解·卷四·外感杂病·湿病十》)

桂枝加葛根汤

【组成用法】

桂枝加葛根汤五十四

桂枝三两，芍药二两，甘草二两（炙），大枣十二枚，生姜三两（切），葛根四两。

上六味，以水一斗，先煮葛根，减二升，去上沫，内诸药，煮取三升，去滓，温服一升。覆取微似汗，不须啜粥。(《伤寒悬解·卷六·阳明经上篇·桂枝葛根证四》)

桂枝加葛根汤五十四

桂枝一两，芍药七钱，甘草七钱，生姜一两，大枣十二枚，葛根一两四钱。

水十杯，先煮葛根，减二杯，去沫，入诸药，煎三杯，温服一杯。取微汗。不用食粥。(《伤寒说意·卷四·阳明经·阳明初病葛根汤》)

【方解】

桂、芍泻太阳而达营郁，葛根解阳明而降气逆也。(《长沙药解·卷一·葛根》)

【主治】

太阳病，项背强几几，反汗出，恶风者，桂枝加葛根汤主之。

阳明经行身之前，自头下膈而走足，太阳经行身之后，自头下项循背而走足。太阳经病，头痛项强而已，不至几几。缘太阳表病不解，郁遏阳明经腑之气，不得顺降，逆冲胸膈。背者，胸之府也，胸膈胀满，则项背壅阻，愈格太阳下行之路，故几几不柔。葛根泻阳明之经气，降逆而达郁也。(《伤寒悬阳明腑证，自太阳传来，方其自经入腑之始，法宜解表。其得之中风，发热恶风，汗出脉缓者，宜桂枝汤，其得之伤寒，发热恶寒，无汗脉紧者，宜麻黄汤。以太阳、阳明，经腑合病，经证如初而腑热未成，故但解太阳之经，不攻阳明之腑，经热既泄，则腑热不作矣。

经热不泄，则腑热必作，以其腑阳之盛也。何以知其腑阳之盛？以其脉大也。阳明经腑，皆主下降，外为风寒所闭，经络束迫，胃气郁遏，上脘不降，宗气壅塞，不能顺下，故有喘而胸满之证。背者，胸之府也，胸膈郁满，宗气不得前降，则逆冲于背项，是以项背强直，大与太阳不同。一见项背强直，便是经腑合邪，宜加葛根，清散阳明经腑之郁。其项背强直而汗出恶风者，用桂枝加葛根汤。其项背强直而无汗恶寒者，用葛根汤。胃为受盛之腑，胃腑松缓，容纳有余，则吐利不作，经络束迫，致腑气郁遏，不能容受，故见吐利。利者，用葛根汤，解表而舒胃气，使不致郁陷。吐者，用葛根加半夏汤，解表而降胃气，使不致冲逆。

表证不解，自太阳、少阳之经，内连阳明之府，是谓三阳合病。其脉浮大，上于关上，胆热传之胃土，但欲眠睡，睡则阳气郁蒸，目合而汗出，是又当于桂、麻、葛根之中，加以柴、芩也。(《伤寒说意·卷四·阳明经·阳明初病葛根汤》)

桂枝加桂汤 ————————●

【组成用法】

桂枝加桂汤四十五

桂枝五两，芍药三两，甘草二两（炙），大枣十二枚，生姜三两。

上五味，以水七升，微火煮取三升，去滓，温服一升。(《金匮悬解·卷九·内伤杂病·奔豚三》)

桂枝加桂汤三十七

桂枝一两七钱，芍药一两，甘草七钱，生姜一两，大枣十二枚。

煎如桂枝汤法。(《伤寒说意·卷二·太阳经坏病·汗下后发作奔豚》)

【主治】

烧针令其汗，针处被寒，核起而赤者，必发奔豚，气从少腹上冲心者，灸其核上各一壮，与桂枝加桂汤，更加桂二两。

汗后阳虚脾陷，木气不舒，一被外寒，闭其针孔，风木郁动，必发奔豚。若气从少腹上冲心胸，便是奔豚发作，宜先灸核上各一壮，散其外寒，即以桂枝加桂汤，更加桂枝，以疏风木而降奔豚也（桂枝加桂者，于桂枝汤内，更加桂枝也）。(《伤寒悬解·卷四·太阳经中篇·桂枝加桂证十》)

桂枝加厚朴杏子汤 ————————●

【组成用法】

桂枝加厚朴杏子汤二十四

桂枝一两，芍药七钱，甘草七钱，生姜一两，大枣十二枚，厚朴七钱（炒），杏仁五十粒。

水七杯，煎二杯，温服一杯。(《伤寒说意·卷二·太阳经坏病·下后胸满发喘》)

桂枝加厚朴杏子汤二十四

桂枝三两，芍药三两，甘草二两，大枣十二枚，生姜三两，厚朴二两，杏仁五十枚（去皮尖）。

于桂枝汤方内加厚朴二两，杏仁五十枚，去皮尖，余依前法。(《伤寒悬解·卷四·太阳经中篇·桂枝厚朴杏子证十三》)

【方解】

下后中虚胃逆，肺金莫降，是以发喘。姜、甘、大枣和中而补土，桂枝、

芍药疏木而泻热，厚朴、杏仁降逆而止喘也。《伤寒》：喘家，作桂枝汤加厚朴杏子仁。(《玉楸药解·卷二·木部·降香》)

【主治】

太阳病，下之微喘者，表未解故也，桂枝加厚朴杏子汤主之。

表病而攻其里，里阴上逆，而表邪未解，肺气郁阻，是以发喘。桂枝加厚朴、杏子，降冲逆而破壅塞也。(《伤寒悬解·卷四·太阳经中篇·桂枝厚朴杏子证十三》)

桂枝加黄芪汤 ⸺⸺⸺⸺●

【组成用法】

桂枝加黄芪汤五十四

桂枝三两，芍药三两，甘草二两，大枣十二枚，生姜三两，黄芪二两。

上六味，以水八升，煮取三升，温服一升，须臾食热稀粥一升余，以助药力，取微汗。若不汗，更服。(《金匮悬解·卷十·内伤杂病·水气三十》)

【方解】

桂枝加黄芪汤，姜、甘、大枣培土而和中，芍药、桂枝通经而泻热，黄芪助卫气以达皮毛。(《金匮悬解·卷十·内伤杂病·水气三十》)

【主治】

黄汗之病，两胫自冷，假令发热，此属历节，食已汗出，又身常暮盗汗出者，此营气也，若汗出已，反发热者，久久其身必甲错，发热不止者，必生恶疮，若身重，汗出已辄轻者，久久必身瞤，瞤即胸中痛，又从腰以上必汗出，下无汗，腰髋弛痛，如有物在皮中状，剧者不能食，身疼重，烦躁，小便不利，此为黄汗，桂枝加黄芪汤主之。

黄汗之病，经热内郁，而不外达，故两胫自冷。假令发热，是寒湿格其阳气，外热内寒，此属历节。黄汗外冷内热，食后水谷未消，中气胀满，经热愈郁，皮毛蒸泄，是以汗出。又暮常盗汗出者，此卫气不敛，营气之外泄也。若汗出之后，反更发热者，经热不为汗减，久而营血瘀蒸，不能外华，皮膝肌肤枯涩，必生甲错。发热不止，血肉腐溃，必生恶疮。若身体沉重，汗出辄轻者，湿随汗泄，暂时轻松，久而汗夺血虚，木枯风作，必生眴动。眴即风木郁冲，胸中疼痛。风木升泄，故汗出腰半以上。风木郁勃，经络鼓荡，故腰髋弛痛，如有物在皮中。湿遏经络，故身体疼重，烦躁。湿旺木郁，故小便不利。此为黄汗，宜桂枝加黄芪汤。(《金匮悬解·卷十·内伤杂病·水气三十》)

桂枝加芍药汤

【组成用法】

桂枝加芍药汤七十八

桂枝三两，甘草二两，大枣十二枚，生姜三两，芍药六两。

于桂枝汤方更加芍药三两，随前六两，余依桂枝汤法。(《伤寒悬解·卷十·太阴全篇·黄连证六》)

桂枝加芍药汤七十八

桂枝一两，甘草七钱，生姜一两，大枣十二枚，芍药二两。

煎服如桂枝汤法。(《伤寒说意·卷八·太阴经·腹痛腹满》)

【方解】

姜、甘、大枣补土和中，桂枝达肝气之郁，加芍药清风木之燥也。(《长沙药解·卷二·芍药》)

【主治】

若本太阳之表病，医不解表，而反下之，土虚木贼，因而腹满时痛者，是属太阴脏病，宜桂枝加芍药汤，桂枝达肝气之郁，芍药清风木之燥也。其大实痛者，风木贼土，郁结成实，宜桂枝加大黄汤，泻其土郁也。

太阴为病，而脉候软弱，便是脾阳之虚，其人续当自行便利，设当用大

黄、芍药者宜减之，以其胃气虚弱而易动也。(《伤寒说意·卷八·太阴经·腹痛腹满》)

桂枝龙骨牡蛎汤 ————————————●

【组成用法】

桂枝龙骨牡蛎汤三十三

桂枝三两，芍药三两，甘草二两，大枣十二枚，生姜三两，龙骨三两，牡蛎三两。

上七味，以水七升，煮取三升，分温三服。(《金匮悬解·卷七·内伤·虚劳十》)

桂枝龙骨牡蛎汤，桂枝三两，芍药三两，甘草二两，生姜三两，大枣十二枚，龙骨二两，牡蛎三两。(《长沙药解·卷四·龙骨》)

【方解】

桂枝龙骨牡蛎汤，桂枝、芍药达木郁而清风燥，姜、甘、大枣和中气而补脾精，龙骨、牡蛎敛神气而涩精血也。(《金匮悬解·卷七·内伤·虚劳十》)

【主治】

夫失精家，少腹弦急，阴头寒，目眩，髪落，脉极虚芤迟，为清谷亡血失精，脉得诸芤动微紧，男子失精，女子梦交，桂枝龙骨牡蛎汤主之。

失精之家，风木郁陷，则少腹弦急。温气虚败，则阴头寒凉。相火升泄，则目眩发落。缘水寒不能生木，木气遏陷，横塞于少腹，故弦硬而紧急。肝主筋，前阴者，宗筋之聚，肾肝之阳虚，故阴头寒冷。水木下寒而不升，则火金上热而不降，相火升腾，离根而虚飘，故目眩而发落。其脉极虚芤迟涩，此为清谷亡血失精之诊。凡脉得诸芤动微紧，皆阴中无阳，男子则失精，女子则梦交。盖乙木生于肾水，温则升而寒则陷，肾主蛰藏，肝主疏泄，水寒木陷，郁而生风，肝行其疏泄，肾失其蛰藏，故精滑而遗失也。此其中，全缘土虚。以水木为阴，随己土而上升，则下焦不寒，火金为阳，随戊土而下降，则上焦不热，上清则无嗽喘吐衄之证，下温则无清谷遗精之疾，是谓平人。脾升胃降之机，是为中气。中气者，升降阴阳之枢，交济水火之媒，姹女婴儿之配合，权在于此，道家谓之黄婆，义至精也。其位居坎离之中，戊己之界，此即生身之祖气，胎元之元神，阴阳之门，天地之根也（《老子》：玄牝之门，是谓天地根，指此）。（《金匮悬解·卷七·内伤·虚劳十》）

桂枝麻黄各半汤 ————————————●

【组成用法】

桂枝麻黄各半汤三

桂枝五钱，芍药三钱，甘草三钱，生姜三钱，大枣四枚，麻黄三钱，杏仁二十四枚。

水五杯，先煮麻黄，去上沫，入诸药，煎半杯，温分三服。（《伤寒说意·卷一·太阳经·太阳风寒两感桂麻各半汤证》）

桂枝麻黄各半汤三

桂枝一两十六铢，芍药一两，甘草一两（炙），大枣四枚，生姜一两，麻黄一两，杏仁三十四枚（去皮尖及两仁者）。

上七味，以水五升，先煮麻黄一二沸，去上沫，内诸药，煮取一升八合，去滓，温服八合。（《伤寒悬解·卷三·太阳经上篇·桂枝各半证一》）

【主治】

伤寒营闭卫郁，则生表寒，中风卫闭营郁，则生里热，风寒双感，营卫俱伤，则寒热往来，形状如疟。盖寒伤营则营欲泄，泄而不透，故敛束卫气而为寒；风伤卫则卫欲闭，闭而不开，故遏逼营血而为热。营郁热发，及其卫衰而营血外乘，又束卫气而寒来；卫郁寒生，及其营衰而卫气外乘，又遏营血而热来；此先中于风而后伤于寒；营卫交争，迭为胜负之故也。若其人便调不呕，寒热频发，日二三度，脉微缓者，是正气颇旺，不久将罢，病为欲愈，无用治也。若脉浮而紧，面热身痒，是阳为阴郁，欲发而未能也。仲景《脉法》：寸口脉浮而紧，浮则为风，紧则为寒，风则伤卫，寒则伤营，营卫俱伤，骨节烦疼，当发其汗，宜桂枝麻黄各半汤，双泻营卫也。若其寒热不频，日仅再作，是其正气之虚，不能频发，而风多寒少，卫郁不盛，宜桂枝二麻黄一汤，重泻其营而轻泻其卫也。如其发热作渴，脉浮而洪大者，是兼有里热，宜桂枝二越婢一汤，稍清其内热也。(《伤寒说意·卷一·太阳经·太阳风寒两感桂麻各半汤证》)

桂枝去桂加茯苓白术汤 ———————————•

【组成用法】

桂枝去桂加茯苓白术汤二十五

芍药七钱，甘草七钱，生姜一两，大枣十二枚，白术一两，茯苓一两（炒）。

水八杯，煎三杯，温服三服，小便利则愈。(《伤寒说意·卷二·太阳经坏病·汗下后心下满腹痛小便不利腹满心烦》)

桂枝去桂加茯苓白术汤二十五

芍药三两，甘草二两，大枣十二枚，生姜三两，茯苓二两，白术三两。

于桂枝汤方内去桂枝，加茯苓，白术各三两，余依前法煎服。小便利则愈。(《伤寒悬解·卷四·太阳经中篇·桂枝去桂加茯苓白术证十五》)

【主治】

太阳病，服桂枝未解，因复下之，致心下满而微痛，小便不利，此下伤中气，阳败湿生，胆胃上逆而肝脾下陷也。而表证未解，依然头项强痛，发热无汗。是虽以表邪外束，而实缘里气之内郁，宜桂枝汤去桂枝之发表，加茯苓、白术去湿而燥土也。(《伤寒说意·卷二·太阳经坏病·汗下后心下满腹痛小便

不利腹满心烦》)

桂枝去芍药汤 ————————————————————●

【组成用法】

桂枝去芍药汤二十二

桂枝一两,甘草七钱,生姜一两,大枣十二枚。

水七杯,煎三杯,温服一杯。(《伤寒说意·卷二·太阳经坏病·下后胸满发喘》)

桂枝去芍药汤二十二

桂枝三两,甘草二两,生姜三两,大枣十二枚。

于桂枝方内去芍药,余依前法。(《伤寒悬解·卷四·太阳经中篇·桂枝去芍药证十二》)

【主治】

太阳病,下之后,脉促胸满者,桂枝去芍药汤主之。若微恶寒者,桂枝去芍药加附子汤主之。

下后脉促,表邪未解,是宜桂枝。而益以胸满,则阳衰胃逆,浊气冲塞,去芍药之酸寒,以解表邪。若微恶寒者,则不止脾阳之虚,而肾阳亦败,加附子之辛温,以驱里寒也。(《伤寒悬解·卷四·太阳经中篇·桂枝去芍药证十二》)

桂枝去芍药加附子汤 ————————————————●

【组成用法】

桂枝去芍药加附子汤二十三

桂枝三两，甘草二两，大枣十二枚，生姜三两，附子一枚（炮，去皮）。

于桂枝汤方内去芍药，加附子一枚，去皮，破八片，余依前法。(《伤寒悬解·卷四·太阳经中篇·桂枝去芍药证十二》)

【主治】

太阳病，下之后，脉促胸满者，桂枝去芍药汤主之。若微恶寒者，桂枝去芍药加附子汤主之。

下后脉促，表邪未解，是宜桂枝。而益以胸满，则阳衰胃逆，浊气冲塞，去芍药之酸寒，以解表邪。若微恶寒者，则不止脾阳之虚，而肾阳亦败，加附子之辛温，以驱里寒也。(《伤寒悬解·卷四·太阳经中篇·桂枝去芍药证十二》)

桂枝去芍药加蜀漆龙骨牡蛎救逆汤 ————●

【组成用法】

桂枝去芍药加蜀漆龙骨牡蛎救逆汤三十八

桂枝三两（去皮），甘草二两（炙），大枣十二枚，生姜三两，蜀漆三两（洗去腥），龙骨四两，牡蛎五两（熬）。

上为末，以水一斗二升，先煮蜀漆，减二升，内诸药，煮取三升，去滓，温服一升。(《伤寒悬解·卷四·太阳经中篇·桂枝去芍药加蜀漆龙骨牡蛎证十二》)

【方解】

桂枝加蜀漆龙骨牡蛎救逆汤，桂枝、甘草疏木而培中，生姜、大枣补脾而降逆，蜀漆吐腐瘀而疗狂，龙骨、牡蛎敛神魂而止惊也。(《伤寒悬解·卷四·太阳经中篇·桂枝去芍药加蜀漆龙骨牡蛎证十二》)

【主治】

伤寒脉浮，医以火迫劫之，亡阳，必惊狂，起卧不安者，桂枝汤去芍药加蜀漆龙骨牡蛎救逆汤主之。

汗多亡阳，君火飞腾，神魂失归，是以惊生。浊气上逆，化生败浊，迷塞心宫，是以狂作。（《伤寒悬解·卷四·太阳经中篇·桂枝去芍药加蜀漆龙骨牡蛎证十二》）

桂枝人参汤 ————————————●

【组成用法】

桂枝人参汤四十五

桂枝四两，人参三两，白术三两，甘草三两，干姜三两。

上五味，以水九升，先煮四味，取五升，内桂，更煮取三升，温服一升，日再夜一服。（《伤寒悬解·卷五·太阳经下篇·太阳坏病痞证人参桂枝证一》）

桂枝人参汤四十五

桂枝一两四钱，人参一两，白术一两，甘草一两四钱，干姜一两。

水十杯，先煮四味，取五杯，入桂枝，更煮取三杯，温服一杯，日再夜一服。（《伤寒说意·卷三·太阳经坏病结胸痞证·痞证表里》）

【方解】

桂枝人参汤，桂枝通经而解表热，参、术、姜、甘温补中气，以转升降之机也。（《伤寒悬解·卷五·太阳经下篇·太阳坏病痞证人参桂枝证一》）

【主治】

太阳病，外证未解，而数下之，遂协热而利，利下不止，心下痞硬，表里不解者，桂枝人参汤主之。

太阳病，外证不解，而数下之，外热不退，而内寒亦增，遂协合外热，而为下利。利而不止，清阳既陷，则浊阴上逆，填于胃口，而心下痞硬。缘中气虚败，不能分理阴阳，升降倒行，清浊易位，是里证不解，而外热不退，是表证亦不解。表里不解，当内外兼医，桂枝人参汤，桂枝通经而解表热，参、术、姜、甘温补中气，以转升降之机也。

太阴之胸下结硬，即痞证也，自利益甚，即下利不止也。中气伤败，痞与下利兼见，人参汤（即理中汤）助中气之推迁，降阳中之浊阴则痞消，升阴中之清阳则利止，是痞证之正法。诸泻心则因其下寒上热，从此而变通者也。（《伤寒悬解·卷五·太阳经下篇·太阳坏病痞证人参桂枝证一》）

桂枝芍药知母汤 ————————————●

【组成用法】

桂枝芍药知母汤三

桂枝四两，芍药三两，麻黄二两，防风四两，甘草二两，白术二两，生姜五两，知母四两，附子二两（炮）。

上九味，以水七升，煮取二升，温服七合，日三服。（《金匮悬解·卷三·外感杂病·历节五》）

【方解】

桂枝芍药知母汤，术、甘培土以敌阴邪，附子暖水而驱寒湿，知母、生姜清肺而降浊气，芍、桂、麻、防通经而开痹塞也。（《金匮悬解·卷三·外感杂病·历节五》）

【主治】

诸肢节疼痛，身体尪羸，脚肿如脱，头眩短气，温温欲吐，桂枝芍药知母汤主之。

诸肢节疼痛，身体尪羸，脚肿如脱，头眩短气，温温欲吐者，湿伤关节，则生疼痛，营卫不行，则肌肉瘦削，浊阴阻格，阳不下根，则生眩晕，气不降敛，则苦短促，胃气上逆，则欲呕吐。（《金匮悬解·卷三·外感杂病·历节五》）

桂枝生姜枳实汤 ————————————————●

【组成用法】

桂枝生姜枳实汤百二十七

桂枝三两，生姜三两，枳实五两。

上三味，以水六升，煮取三升，分温三服。(《金匮悬解·卷十六·内伤杂病·胸痹心痛八》)

【方解】

桂枝生姜枳实汤，枳、姜降浊而泻痞，桂枝疏木而下冲也。(《金匮悬解·卷十六·内伤杂病·胸痹心痛八》)

【主治】

心中痞，诸逆，心悬痛，桂枝生姜枳实汤主之。

心中痞塞，诸气上逆，心悬作痛，以胆胃不降，胸膈郁满，阻碍厥阴升路，冲击作疼。(《金匮悬解·卷十六·内伤杂病·胸痹心痛八》)

【禁忌】

遍身絷絷微似有汗者益佳，不可令如水淋漓。(《金匮悬解·卷十三·内伤杂病·下利十四》)

桂枝汤 ————————————————————————————●

【组成用法】

桂枝汤一

桂枝一两，芍药一两，甘草七钱（炙），生姜一两（切），大枣十二枚（擘）。

水七杯，煎三杯，温服一杯，饮热稀粥一杯，覆衣取微汗。不汗，再服一杯。又不汗，尽服之。又不汗，再煎一剂，如前法。禁生冷、黏滑、肉、面、

酒、酪、五辛、臭恶之物。(《伤寒说意·卷一·太阳经·太阳中风桂枝汤证》)

桂枝汤八十四

桂枝三两，芍药三两，甘草二两，大枣十二枚，生姜三两。

上五味，㕮咀，以水七升，微火煮取三升，去滓，适寒温，服一升。服已，须臾啜稀粥一升，以助药力，温覆令一时许，遍身絷絷微似有汗者益佳，不可令如水淋漓。若一服汗出病瘥，停后服。(《金匮悬解·卷十三·内伤杂病·下利十四》)

【方解】

桂枝汤，甘草、大枣补脾精以滋肝血，生姜调脏腑而宣经络，芍药清营中之热，桂枝达营中之郁也。(《伤寒悬解·卷三·太阳经上篇·太阳中风桂枝证》)

【主治】

太阳病，头疼，发热，汗出，恶风者，桂枝汤主之。

风为阳邪，卫为阳气，风邪中人，则阳分受之，故伤卫气。卫秉肺气，其性收敛，风鼓卫气，失其收敛之职，是以汗出。风愈泄而卫愈敛，则内遏营血，郁蒸而为热。是卫气被伤而营血受病也，故伤在卫气而治在营血。桂枝汤，甘草、大枣补脾精以滋肝血，生姜调脏腑而宣经络，芍药清营中之热，桂枝达营中之郁也。汗者，营卫之所蒸泄，孔窍一开，而营郁外达，则中风愈矣。(《伤寒悬解·卷三·太阳经上篇·太阳中风桂枝证》)

太阳病，初服桂枝汤，反烦不解者，先刺风池、风府，却与桂枝汤则愈。

风池，足少阳穴。风府，督脉穴，在项后，大椎之上。督与太阳，同行于背，而足少阳经，亦行项后，两穴常开，感伤最易。感则传之太阳，太阳中风之病，皆受自两穴。服桂枝汤，风应解矣，反烦不解者，风池，风府必有内闭之风不能散也。先刺以泄两穴之风，再服桂枝，无不愈矣。(《伤寒悬解·卷三·太阳经上篇·桂枝证六》)

伤寒，发汗已解，半日许复烦，脉浮数者，可更发汗，宜桂枝汤。

伤寒，服麻黄发汗已解，乃半日许复烦，脉见浮数，是卫郁已泻而营郁不

达，可更发汗，以泻其营，宜桂枝汤也。（《伤寒悬解·卷三·太阳经上篇·麻黄汤三》）

病常自汗出者，此为营气和，营气和者外不谐，以卫气不共营气和谐故耳。以营行脉中，卫行脉外，复发其汗，营卫和则愈，宜桂枝汤。

病常自汗出者，营气疏泄，此为营气之和。然营气自和者，必外与卫气不相调谐，以卫被风敛，内遏营血，不与营气和谐故耳。以营行脉中，卫行脉外，卫郁而欲内敛，营郁而欲外泄。究之卫未全敛而营未透泄，是以有汗而风邪不解。复发其汗，使卫气不闭，营气外达，二气调和，则病自愈，宜桂枝汤也。

卫闭而营郁，则营不和，卫未全闭而营得汗泄，此为营气犹和。然此之和者，卫被风敛而未全闭也，闭则营气不和矣。以卫常欲敛，不与营气和谐，终有全闭之时，汗之令营郁透发，则二气调和也。（《伤寒悬解·卷三·太阳经上篇·桂枝证五》）

阳明病，脉迟，汗出多，微恶寒者，表未解也，可发汗，宜桂枝汤。（方在太阳五）

脉迟，汗出，恶寒，是太阳中风脉证，故宜桂枝。而汗多，已属胃阳之盛，故曰阳明病也。（《伤寒悬解·卷六·阳明经上篇·阳明经病桂枝证一》）

吐利止，而身痛不休者，当消息和解其外，宜桂枝汤小和之。方在太阳五。

吐利既去，而痛不休，以表寒未解，经气壅滞之故。桂枝汤，通经解表，小和其外，身痛即休也。（《伤寒悬解·卷十三·伤寒类证·霍乱十》）

产后中风，续续数十日不解，头微疼，恶寒，时时有热，心下闷，干呕，汗出，虽久，阳旦证续在耳，可与阳旦汤。即桂枝汤。方在"下利"。

产后太阳中风，续续数十日不解，头痛恶寒，时时有热，心下壅闷，干呕汗出，此皆太阳中风之证。日期虽久，太阳之阳旦证续在耳，可与阳旦汤，以解其表。

阳旦汤即桂枝汤。《伤寒·太阳篇》：伤寒脉浮，自汗出，反与桂枝汤，欲攻其表，此误也。问曰：证象阳旦，按法治之而增剧，答曰：病证象桂枝，是阳旦即桂枝，义甚明白。喻嘉言无知妄作，乃有桂枝加黄芩之论，又造阴旦之方。庸愚狂缪，何至于此！（《金匮悬解·卷二十一·妇人·产后八中风十八》）

师曰：妇人得平脉，阴脉小弱，其人渴，不能食，无寒热，名妊娠，桂枝汤主之。方见"下利"。于法六十日当有此证，设有医治逆者，却一月，加吐下，则绝之。

妇人得平和之脉，而尺脉小弱，其人渴，不能食，外无寒热表证，此名妊娠。《难经》：命门者，诸神精之所舍，原气之所系也，男子以藏精，女子以系胞。盖子宫者，少阴肾之位也，故脉见于尺。胎之初结，气血凝蹇，不复流溢，故脉形小弱。胎妊方成，中气壅满，胃逆不降，故恶心呕吐，不能甘食。胃逆则金火皆升，是以发渴。桂枝汤，甘草、大枣补其脾精，桂枝、芍药调其肝血，生姜降逆止呕，妊娠初治之良法也。

于妊娠之法，六十日间当有此证。设有医治之逆者，却一月之内而见此证，加以吐下之条者，日期浅近，而吐下大作，此中气之败，不关胎故，则调燮中气，绝其病本也。（《金匮悬解·卷二十·妇人·妊娠一》）

太阴病，脉浮者，可发汗，宜桂枝汤。方在太阳五。此太阴经病。

太阴病，已传脾脏，宜见腹满吐利，腹痛不食诸证。若不见诸证，而脉浮者，是脏病未成，而但见经病也，宜桂枝发汗。（《伤寒悬解·卷十·太阴全篇·太阴经病桂枝证一》）

下利腹胀满，身体疼痛者，先温其里，乃攻其表，温里宜四逆汤，攻表宜桂枝汤。方在太阳五。

下利而腹又胀满，是太阴脏病，腹满自利之证俱见矣，而其身体疼痛者，又有太阳经病，是当先温其里，乃攻其表。温里宜四逆汤以驱寒，攻表宜桂枝汤以驱风，里温则发汗不虑其亡阳矣。此与太阳伤寒，医下之，续得下利清谷章法同。（《伤寒悬解·卷十·太阴全篇·四逆桂枝证四》）

【禁忌】

凡服桂枝汤吐者，其后必吐脓血也。

大凡服桂枝汤即吐者，胸膈湿热郁遏，桂枝益其膈热，下咽即吐。缘其胃气上逆，心下痞塞，肺郁生热，无路下达，桂枝辛温之性，至胸而出，不得入胃腑而行经络，是以吐也。其后湿热瘀蒸，必吐脓血。此宜凉辛清利之剂，不宜辛温也。(《伤寒悬解·卷三·太阳经上篇·忌桂枝证十三》)

桂枝本为解肌，若其人脉浮紧，发热，汗不出者，不可与也。常须识此，勿令误也。

桂枝本解肌表，以散风邪，若其人脉浮而紧，发热，汗不出者，是寒伤营血，营伤则束其卫气，是当去芍药之泻营血，而用麻黄以泻卫气，桂枝不可与也。与之表寒不解，反益经热，是谓之误。

风家用桂枝，所以不助经热者，以其皮毛无寒，孔窍不闭，无须麻黄发表，但以芍药之酸寒泻其营血，桂枝之辛温通其经络，血热自能外达。若伤寒服之，卫郁莫泻，经热愈增，是助邪也。(《伤寒悬解·卷三·太阳经上篇·忌桂枝证十四》)

酒客病，不可与桂枝汤，得汤则呕，以酒客不喜甘故也。(《伤寒悬解·卷三·太阳经上篇·忌桂枝证十二》)

诃黎勒散 ————————————————●

【组成用法】

诃黎勒散八十六

诃黎勒十枚。

上一味，为散，粥饮和，顿服。(《金匮悬解·卷十三·内伤杂病·下利十六》)

【方解】

诃黎勒行结滞而收滑脱也。(《长沙药解·卷三·诃黎勒》)

【主治】

气利，诃黎勒散主之。

气利，即前所谓下利气也。以肝脾湿陷，二气郁塞，木遏风动，疏泄不藏，而为下利。利而隧道梗涩，气块喧鸣而不调畅，是谓气利。诃黎勒散，行滞气而收滑陷也。(《金匮悬解·卷十三·内伤杂病·下利十六》)

红蓝花酒

【组成用法】

红蓝花酒百七十三

红蓝花一两。

上一味，以酒一大升，煎减半，顿服一半。未止，再服。(《金匮悬解·卷二十二·妇人·杂病十六血气刺痛三十一》)

【方解】

红蓝花行血而破瘀，黄酒温经而散滞也。(《长沙药解·卷二·红蓝花》)

【主治】

妇人六十二种风，腹中血气刺痛，红蓝花酒主之。

妇人六十二种风，总因营血之瘀燥，风木之失养也。红蓝花酒，养血行瘀，以达风木也。(《金匮悬解·卷二十二·妇人·杂病十六血气刺痛三十一》)

厚朴大黄汤

【组成用法】

厚朴大黄汤百四（此即小承气汤，而分两不同）

厚朴一尺，枳实四枚，大黄六两。

上三味，以水五升，煮取二升，分温再服。(《金匮悬解·卷十四·内伤杂病·痰饮二十七》)

【方解】

厚朴大黄汤，枳、朴，降逆而消满，大黄泻胃而通瘀也。(《金匮悬解·卷十四·内伤杂病·痰饮二十七》)

【主治】

支饮胸满者，厚朴大黄汤主之。

支饮居胆肺之部，清气郁阻，胸膈壅满，此胃土堙塞，绝其降路也。(《金匮悬解·卷十四·内伤杂病·痰饮二十七》)

厚朴麻黄汤

【组成用法】

厚朴麻黄汤百十五

厚朴五两，杏仁半升，半夏半升，干姜二两，细辛二两，五味半升，石膏如鸡子大，小麦一升，麻黄四两。

上九味，以水一斗二升，先煮小麦熟，去滓，内诸药，煮取三升，温服一升，日三服。(《金匮悬解·卷十五·内伤杂病·咳嗽上气十》)

【方解】

厚朴麻黄汤，麻黄发表而散寒，石膏、小麦清金而润燥，朴、杏、姜、辛、半夏、五味破壅而降逆也。(《脉法》：浮为在表，表有寒邪，故用麻黄。)(《金匮悬解·卷十五·内伤杂病·咳嗽上气十》)

【主治】

咳而脉浮者，厚朴麻黄汤主之。

咳而脉浮者，其病在上，是表邪外束，里气上逆，肺金郁格而不降也。(《金匮悬解·卷十五·内伤杂病·咳嗽上气十》)

厚朴七物汤

【组成用法】

厚朴七物汤，厚朴半斤，枳实五枚，大黄二两，桂枝二两，甘草三两，生姜五两，大枣十枚。(《玉楸药解·卷二·木部·降香》)

【方解】

甘、枣、桂、姜达郁而解外，枳、朴、大黄泻满而攻里也。(《玉楸药解·卷二·木部·降香》)

【主治】

腹满痛，发热十日，脉浮而数，饮食如故，厚朴七物汤主之。

腹满痛，发热十日，脉浮而数者，外感风邪，经腑皆郁。经气不泄，故发热脉浮。腑气不通，故腹满而痛。而饮食如故，则内证非寒。(《金匮悬解·卷十七·内伤杂病·腹满十四》)

厚朴七物汤，_{方在厚朴。}治腹满痛，寒多者，加生姜半斤，生姜温中寒而止腹痛，力逊干姜，然亦有良效也。(《长沙药解·卷一·生姜》)

厚朴三物汤

【组成用法】

厚朴三物汤百三十四（此即小承气汤，而分两不同）

厚朴八两，枳实五枚，大黄四两。

上三味，以水一斗二升，先煮二物，取五升，内大黄，煮取三升，温服一升。以利为度。(《金匮悬解·卷十七·内伤杂病·腹满十五》)

【方解】

枳、朴行滞而止痛，大黄破结而开塞闭也。(《玉楸药解·卷二·木部·降香》)

【主治】

痛而闭者，厚朴三物汤主之。

痛而内闭不通，必郁而生热，直用寒泻，不须温下。(《金匮悬解·卷十七·内伤杂病·腹满十五》)

治腹满而便闭者。以滞气抟结，闭塞不通(《玉楸药解·卷二·木部·降香》)

厚朴生姜半夏甘草人参汤 ——————————●

【组成用法】

厚朴生姜半夏甘草人参汤二十六

厚朴五两六钱(炙)，生姜二两五钱，甘草七钱，半夏二两五钱，人参三钱五分。

水十杯，煎三杯，温服一杯，日三服。(《伤寒说意·卷二·太阳经坏病·汗下后心下满腹痛小便不利腹满心烦》)

厚朴生姜甘草半夏人参汤二十六

厚朴一斤(去皮)，生姜半斤，甘草二两(炙)，半夏半升(洗)，人参一两。

上五味，以水一斗，煮取三升，去滓，温服一升，日三服。(《伤寒悬解·卷四·太阳经中篇·厚朴姜夏参甘证十六》)

【方解】

厚朴生姜甘草半夏人参汤，人参、甘草补中而扶阳，朴、夏、生姜降浊而行郁也。(《伤寒悬解·卷四·太阳经中篇·厚朴姜夏参甘证十六》)

【主治】

发汗后，腹胀满者，厚朴生姜甘草半夏人参汤主之。

胃不偏燥，脾不偏湿，脾升胃降，中气转运，胸腹冲和，故不胀满。汗泄

中气，阳虚湿旺，枢轴不运，脾陷胃逆，则生胀满。（《伤寒悬解·卷四·太阳经中篇·厚朴姜夏参甘证十六》）

滑石白鱼散

【组成用法】

滑石白鱼散六十二

滑石一斤，白鱼一斤，乱发一斤（烧）。

上三味，杵为散，饮服方寸匕，日三服。（《金匮悬解·卷十一·内伤杂病·小便不利十三》）

【方解】

滑石白鱼散，滑石渗湿而泻热，白鱼、发灰利水而开癃也。（《金匮悬解·卷十一·内伤杂病·小便不利十三》）

【主治】

小便不利，蒲灰散主之，滑石白鱼散，茯苓戎盐汤并主之。

小便不利，以土湿木遏，郁而生热，热传己土，而入膀胱，是以小便黄赤。黄者，湿土之下传，赤者，君火之下郁也（君火胎于乙木，故木郁则生下热）。木气遏陷，泄而不通，故水道淋涩。（《金匮悬解·卷十一·内伤杂病·小便不利十三》）

滑石代赭汤

【组成用法】

滑石代赭汤二十

百合七枚，滑石三两（碎，绵裹），代赭石如鸡子大（碎，绵裹）。

上，先以水洗百合，浸一宿，当白沫出，去其水，更以泉水二升，煎取一升，别以泉水二升煎滑石，代赭石取一升，去滓，后合和，重煎取一升五合，分温服。(《金匮悬解·卷六·外感杂病·百合三》)

【方解】

滑石代赭汤，百合清金而泻热，滑石、代赭渗湿而降逆也。(《金匮悬解·卷六·外感杂病·百合三》)

【主治】

百合病，下之后者，滑石代赭汤主之。

百合病，得于下之后者，是下伤中气，湿动胃逆，肺郁而生热也。(《金匮悬解·卷六·外感杂病·百合三》)

黄连阿胶汤 ●————————————————

【组成用法】

黄连阿胶汤九十七

黄连一两四钱，黄芩三钱五分，芍药七钱，鸡子黄二枚，阿胶一两。

水五杯，先煎三味，取二杯，去渣，入阿胶，稍化稍冷，内鸡子黄，和匀，温服大半杯，日三服。(《伤寒说意·卷九·少阴经·水胜土负》)

黄连阿胶汤九十七

黄连四两，黄芩一两，芍药一两，阿胶三两，鸡子黄二枚。

上五味，以水五升，先煮三味，取二升，去滓，内阿胶，烊尽，少冷，内鸡子黄，搅令相得，温服七合，日三服。(《伤寒悬解·卷十一·少阴脏病·土胜水负黄连阿胶证二》)

【方解】

黄连清君火而除烦，芩、芍清相火而泻热，阿胶、鸡子黄补脾精而滋燥土也。(《长沙药解·卷四·黄连》)

少阴病，得之二三日以上，心中烦，不得卧，黄连阿胶汤主之。

少阴病，但欲卧也，得之二三日以上，心中烦，不得卧者，燥土克水，而烁心液也。心之液，水之根也，液耗水涸，精不藏神，故心烦，不得卧寐。黄连阿胶汤，黄连、芩、芍清君火而除烦热，阿胶、鸡子黄补脾精而滋燥土也。

少阴水脏，在阳明则燥土克水，是为不足，在少阴则寒水侮土，是为有余，有余则但欲寐，不足则不得卧，阳明篇时有微热，喘冒不得卧是也。阳动阴静，异同天渊，少阴癸水之脏，无二三日前方病湿寒，二三日后忽转阳明，遽变燥热之理，此盖阳明腑病之伤及少阴，非少阴之自病也。阳明之燥，未伤肾阴，自是阳明病，伤及肾阴，则阳明益盛而少阴益亏，亏而不已，倏就枯竭，便成死证。故阳明病不必急，而阳明伤及少阴，则莫急于此矣，是以急下三证，既列即明，并入少阴之篇。(《伤寒悬解·卷十一·少阴脏病·土胜水负黄连阿胶证二》)

黄连粉

【组成用法】

黄连粉百五十

黄连。

原方阙载，大概以黄连一味作粉，粉疮上，以泻毒热也。(《金匮悬解·卷十九·外科·浸淫疮七》)

【方解】

黄连泻湿热之浸淫也。(《长沙药解·卷四·黄连》)

【主治】

浸淫疮，从口流向四肢者可治，从四肢流来入口者不可治，浸淫疮，黄连粉主之。

《素问·玉机真脏论》：夏脉太过，则令人身热而肤痛，为浸淫。《气交变论》：岁火太过，身热骨痛，而为浸淫。《灵枢·痈疽》）：发于足上下，名曰四淫，四淫者，疮之淫溢于四肢，即浸淫疮之谓也。热毒浸淫，从口流向四肢者，毒散于外，故可治，从四肢流来入口者，毒结于内，故不可治。黄连粉，泻热而清火也。（《金匮悬解·卷十九·外科·浸淫疮七》）

黄连汤 ●

【组成用法】

黄连汤七十七

黄连一两，桂枝一两，甘草一两，干姜一两，人参七钱，半夏一两七钱，大枣十二枚。

水十杯，煎六杯，去渣，再煎三杯，温服一杯，日一夜二服。（《伤寒说意·卷八·太阴经·腹痛腹满》）

黄连汤七十七

黄连三两，半夏半斤（洗），人参二两，甘草二两（炙），大枣十二枚，干姜三两，桂枝三两。

上七味，以水一斗，煮取六升，去滓，温服一升，日三服，一日夜二服。（《伤寒悬解·卷十·太阴全篇·黄连证六》）

【方解】

黄连汤，黄连清上逆之相火，桂枝达下陷之风木，干姜温脾家之寒，半夏降胃气之逆，参、甘、大枣补中脘之虚也。（《伤寒说意·卷八·太阴经·腹痛腹满》）

【主治】

伤寒，胸中有热，胃中有邪气，腹中痛，欲呕吐者，黄连汤主之。

伤寒，胸中有热，而胃中有肝胆之邪气，肝邪克脾，腹中疼痛，胆邪克

胃，欲作呕吐者，是土气湿寒而木气郁遏也。（《伤寒悬解·卷十·太阴全篇·黄连证六》）

黄芪桂枝五物汤 ————————————————●

【组成用法】

黄芪桂枝五物汤三十二

黄芪三两，桂枝三两，芍药三两，生姜六两，大枣十二枚。

上五味，以水六升，煮取二升，温服七合，日三服。一方有人参。（《金匮悬解·卷七·内伤·血痹二》）

【方解】

黄芪桂枝五物汤，大枣、芍药滋营血而清风木，姜、桂、黄芪宣营卫而行瘀涩，倍用生姜，通经络而开闭痹也。（《金匮悬解·卷七·内伤·血痹二》）

【主治】

血痹，阴阳俱微，寸口关上微，尺中小紧，外证身体不仁，如风痹状，黄芪桂枝五物汤主之。

血痹，寸阳尺阴俱微，其寸口关上则微，其尺中则微而复兼小紧，《脉法》：紧则为寒，以寒则微阳封闭而不上达，故脉紧。外证身体不仁，如风痹之状，以风袭皮毛，营血凝涩，卫气郁遏，渐生麻痹，营卫阻梗，不能煦濡肌肉，久而枯槁无知，遂以不仁。营卫不行，经络无气，故尺寸关上俱微。营瘀木陷，郁于寒水，而不能上达，故尺中小紧。（《金匮悬解·卷七·内伤·血痹二》）

黄芪建中汤

【组成用法】

黄芪建中汤三十五

桂枝三两，芍药六两，甘草二两（炙），大枣十二枚，生姜三两，胶饴一升，黄芪一两半。

于小建中汤内加黄芪一两半，余依建中汤法。(《金匮悬解·卷七·内伤·虚劳十二》)

【方解】

黄芪建中汤，胶饴、甘、枣补脾精而缓里急，姜、桂、芍药达木郁而清风燥，黄芪补肝脾之气，以培阳根也。(《金匮悬解·卷七·内伤·虚劳十二》)

【主治】

虚劳里急，诸不足，黄芪建中汤主之。

虚劳之病，脾阳陷败，风木枯槁，郁迫不升，是以里急。木中温气，阳气之根也，生气之陷，原于阳根之虚。(《金匮悬解·卷七·内伤·虚劳十二》)

黄芪芍药桂酒汤

【组成用法】

黄芪芍药桂酒汤五十三

黄芪五两，芍药三两，桂枝三两。

上三味，以苦酒一升，水七升，相合，煮取三升，温服一升。当心烦，服至六七日乃解。若心烦不止者，以苦酒阻故也。苦酒，即醋也。(《金匮悬解·卷十·内伤杂病·水气二十九》)

【方解】

黄芪芍药桂酒汤，黄芪、桂枝行营卫之郁遏，芍药、苦酒泻经络之瘀热

也。(《金匮悬解·卷十·内伤杂病·水气二十九》)

【主治】

问曰：黄汗之为病，身体肿，发热汗出而渴，状如风水，汗沾衣，色正黄如柏汁，脉自沉，何从得之？师曰：以汗出入水中浴，水从汗孔入得之，宜黄芪芍药桂酒汤主之。

黄汗为病，身体胕肿，发热汗出而渴，状如风水，汗沾衣上，色正黄如柏汁。此以汗出入水，水从汗孔入里，浸淫经络，阻其营卫，卫郁而为肿，营郁而为热。经热郁蒸，泄而为汗，肌肉滋湿，汗色正黄。缘脾为湿土，而主肌肉，土湿木郁，则发黄色，木主五色，入土化黄故也。木郁风动，是以发渴。木气遏陷，是以脉沉。(《金匮悬解·卷十·内伤杂病·水气二十九》)

黄芩加半夏生姜汤 ⚫

【组成用法】

黄芩加半夏生姜汤六十九

黄芩三两，芍药二两，甘草二两，大枣十二枚，半夏半升，生姜三两。

于黄芩汤方内加半夏，生姜，余依黄芩汤服法。(《伤寒悬解·卷八·少阳经上篇·黄芩半夏证十一》)

黄芩加半夏生姜汤六十九

黄芩一两，芍药七钱，甘草七钱，大枣十二枚，半夏一两七钱，生姜一两。

煎服如黄芩汤法。(《伤寒说意·卷六·少阳经·少阳入阳明腑证》)

【方解】

黄芩加半夏生姜汤，甘草、大枣补中气而益脾精，黄芩、芍药清甲木而泻相火，半夏、生姜降胃气而止呕吐也。(《金匮悬解·卷十三·内伤杂病·呕吐二十一》)

【主治】

干呕而下利者，黄芩加半夏生姜汤主之。

干呕而利者，甲木之贼戊土，胃气郁遏，不能容纳水谷，故下为泄利而上为干呕。（《金匮悬解·卷十三·内伤杂病·呕吐二十一》）

黄芩汤 ————————————————————————●

【组成用法】

黄芩汤六十八

黄芩三两，芍药二两，甘草二两（炙），大枣十二枚。

上四味，以水一斗，煮取三升，去滓，温服一升，日再夜一服。（《伤寒悬解·卷八·少阳经上篇·黄芩半夏证十一》）

黄芩汤六十八

黄芩一两，芍药七钱，甘草七钱，大枣十二枚。

水六杯，煎三杯，日再夜一服。（《伤寒说意·卷六·少阳经·少阳入阳明腑证》）

【方解】

黄芩汤，甘草、大枣补其脾精，黄芩、芍药泻其相火。（《伤寒说意·卷六·少阳经·少阳入阳明腑证》）

【主治】

太阳与少阳合病，自下利者，与黄芩汤，若呕者，黄芩加半夏生姜汤主之。

太阳与少阳合病，少阳经气郁而克戊土，土病而下脘不容，自下利者，与黄芩汤，甘草、大枣补其脾精，黄芩、芍药泻其相火，恐利亡脾阴，以致土燥，而入阳明也。（《伤寒悬解·卷八·少阳经上篇·黄芩半夏证十一》）

黄土汤

【组成用法】

黄土汤四十三

灶中黄土半斤，甘草三两，白术三两，附子三两（炮），阿胶三两，地黄三两，黄芩三两。

上七味，以水八升，煮取三升，分温三服。（《金匮悬解·卷八·内伤杂病·下血十四》）

【方解】

黄土、术、甘补中燥湿而止血，胶、地、黄芩滋木清风而泻热，附子暖水驱寒而生肝木也。（《长沙药解·卷二·灶中黄土》）

【主治】

下血，先便后血，此远血也，黄土汤主之。

下血，先便而后血者，此远血，在大便之上者也。便血之证，总缘土湿木遏，风动而疏泄也。其木气沉陷而风泄于魄门，则便近血，其木气郁冲而风泄于肠胃，则便远血。黄土汤，黄土、术、甘补中燥湿而止血，胶、地、黄芩滋木清风而泻热，附子暖水土以荣肝木也。

下血之家，风木郁遏，未尝不生燥热，仲景所以用胶、地、黄芩。而风木郁遏，而生燥热，全由水土之湿寒，仲景所以用术、甘、附子。盖水土温暖，乙木荣畅，万无风动血亡之理。风淫不作，何至以和煦之气，改而为燥热哉！燥热者，水寒土湿，生气不遂，乙木郁怒而风动也。

后世医书，以为肠风，专用凉血祛风之药。其命名立法，荒陋不通，至于脾肾湿寒之故，则丝毫不知，而一味凉泻。何其不安于下愚，而敢于妄作耶！（《金匮悬解·卷八·内伤杂病·下血十四》）

亦主吐衄。（《金匮悬解·卷八·内伤杂病·下血十四》）

鸡屎白散

【组成用法】

鸡屎白散百四十一

鸡屎白。

上为散，取方寸匕，取水八合和，温服。(《金匮悬解·卷十八·内伤杂病·转筋三》)

【方解】

鸡屎白利水道而泻湿寒，则木达而筋舒也。(《长沙药解·卷四·文蛤》)

【主治】

转筋之为病，其人臂脚直，脉上下行，微弦。转筋入腹者，鸡屎白散主之。

转筋之为病，其人臂脚硬直，不能屈伸，其脉上下直行，微带弦象，此厥阴肝经之病也。肝主筋，筋脉得湿，则挛缩而翻转也。转筋入腹，则病势剧矣。鸡屎白散，泻其湿邪，筋和而舒矣。(《金匮悬解·卷十八·内伤杂病·转筋三》)

己椒苈黄丸

【组成用法】

己椒苈黄丸九十四

防己、椒目、葶苈、大黄各一两。

上四味，末之，蜜丸如梧子大，先食饮服一丸，日三服。稍增，口中有津液。(《金匮悬解·卷十四·内伤杂病·痰饮十八》)

【方解】

防己、椒目泻湿而行水，葶苈、大黄浚流而决壅也。(《长沙药解·卷

四·防己》)

【主治】

腹满，口舌干燥，此肠间有水气，己椒苈黄丸主之。

肠间有水，阻遏中气，升降不行，是以腹满。君相升逆，故口舌干燥。
(《金匮悬解·卷十四·内伤杂病·痰饮十八》)

姜甘苓术汤 ●

【组成用法】

姜甘苓术汤一

干姜四两，甘草四两，茯苓四两，白术四两。

上四味，以水五升，煮取三升，分温三服，腰中即温。(《金匮悬解·卷
二·外感·五脏风寒十三》)

【方解】

姜甘苓术汤，姜、苓温中而泻水，术、甘培土而去湿也。(《金匮悬解·卷
二·外感·五脏风寒十三》)

【主治】

肾着之病，其人身体重，腰中冷，如坐水中，形如水状，反不渴，小便自
利，饮食如故，病属下焦，身劳汗出，衣里冷湿，久久得之，腰以下冷痛，腹
重如带五千钱，姜甘苓术汤主之。

肾着者，肾气痹着而凝沍也。水盛阴旺，故身体迟重，腰中寒冷，如坐水
中。水渍经络，故形如水病之状，似乎浮肿。水旺土湿，故反不渴。水不在于
脏腑，故小便自利，饮食如故。其病在肾，属于下焦。原因身劳汗出，衣里沾
濡冷湿，冷湿之气，久久入腠理而浸经络，同气相感，故令肾气痹着，而成此
病。肾位在腰，自腰以下阴冷痛楚。土位在腹，水旺侮土，故腹重如带五千钱
也。(《金匮悬解·卷二·外感·五脏风寒十三》)

胶艾汤

【组成用法】

胶艾汤百五十三

阿胶二两，艾叶三两，甘草二两，芎藭二两，干地黄六两，当归三两，芍药四两。

上七味，以水五升，清酒三升，合煮取三升，去滓，内胶，令消尽，温服一升，日三服。(《金匮悬解·卷二十·妇人·妊娠四胞阻四》)

【方解】

胶艾汤，芎、地、归、芍养血而行瘀涩，阿胶、艾叶润燥而温寒凝，甘草补土而暖肝气。木达则阻通矣。(《金匮悬解·卷二十·妊娠四·胞阻》)

【主治】

师曰：妇人有漏下者，有半产后因续下血都不绝者，有妊娠下血者，假令妊娠腹中痛，为胞阻，胶艾汤主之。

非经期而下血，如器漏水滴，谓之漏下。土弱木郁，不能养胎，则胎落而半产。半产后，肝脾遏陷，阳败而不能温升，因续下血不止。肝脾阳衰，胎成气滞，木郁血陷，故妊娠下血，如宿癥漏下之类。假令妊娠. 腹中疼痛而下血，此为胞气阻碍，经血不得上行而下也。胞阻之病，因木郁风动，经脉寒涩而成。(《金匮悬解·卷二十·妊娠四·胞阻》)

胶姜汤

【组成用法】

胶姜汤，阿胶，干姜。原方阙载，今拟加甘草、大枣、生姜、桂枝。(《长沙药解·卷二·阿胶》)

【方解】

胶姜汤,阿胶滋木而息风,干姜温肝而暖血也。(《金匮悬解·卷二十二·妇人·杂病六陷经漏黑二十四》)

【主治】

妇人陷经,漏下黑不解,胶姜汤主之。

妇人经水,温则升而赤,寒则陷而黑。血藏于肝而肝生于肾,肾寒不能生木,木郁血陷,则漏下黑色。久而不解,此以寒水之失藏,风木之善泄也。(《金匮悬解·卷二十二·妇人·杂病六陷经漏黑二十四》)

肾气丸 ●

【组成用法】

肾气丸五十九

附子一两,桂枝一两,薯蓣四两,山茱萸四两,茯苓三两,泽泻三两,丹皮三两,干地黄八两。

上八味,末之,炼蜜和丸,梧子大,酒下十五丸,日再服。(《金匮悬解·卷十一·内伤杂病·消渴十一》)

【方解】

肾气丸,附子、桂枝温肾气而达木,山萸、薯蓣敛肝气而摄水,茯苓、泽泻渗己土而泻湿,地黄、丹皮滋乙木而清风也。(《金匮悬解·卷十一·内伤杂病·消渴十一》)

【主治】

虚劳腰痛,少腹拘急,小便不利者,八味肾气丸主之。方在消渴。

肾位于腰,在脊骨十四椎之旁,足太阳之经,亦挟脊而抵腰中。腰者,水位也,水寒不能生木,则木陷于水,而腰痛作。木郁风生,不能上达,则横塞少腹,枯槁而拘急。乙木郁陷,绿于土湿,木遏于湿土之中,疏泄之令不畅,

故小便不利。(《金匮悬解·卷七·内伤·虚劳十三》)

男子消渴，小便反多，以饮一斗，小便一斗，肾气丸主之。

凡消渴之病，率小便不利，缘土湿木遏，郁生风燥，上而津液消耗，则为消渴，下而疏泄不利，则小便不利。男子消渴而小便反多者，乙木善泄而癸水失藏也。

小便之通塞，司于膀胱，而膀胱之开阖，职在三焦。《灵枢·本输》：三焦者，入络膀胱，约下焦，实则闭癃，虚则遗溺。以水性下润而火性上炎，水欲降而火升之，则溲溺不至遗失，故三焦之火，能约小便。夫水性善藏，火性善泄。《素问·灵兰秘典》：膀胱者，州都之官，津液藏焉，气化则能出矣。三焦者，决渎之官，水道出焉（火盛土燥，则肺气降洒而化水，火旺水暖，则肝气升达而水泄，水土温燥，金生木泄，皆三焦之力也）。膀胱主藏，三焦主出，乃火实而水虚，反闭癃而不出，火虚而水实，反遗溺而不藏，此何以故？盖蛰藏者，肾之能也，传输者，膀胱之事也，火藏于肾则水道清利而不塞（癸水温暖，则乙木荣畅，善于泄水），火泄于膀胱，则水府热塞而不通，所谓实则闭癃者，三焦之火不藏于肾而泄于膀胱也。夫三焦之火，本藏于肾，今何缘而泄于膀胱？则厥阴之咎也。以肾主蛰藏，肝主疏泄，水中之火旺，藏于少阴，是谓肾气。肾气温暖，木荣风静，则癸水善藏而木不能泄，肾气渐寒，木郁风作，则乙木善泄而水不能藏。风木疏泄，必由水寒，而寒有微甚之差，则泄有通塞之殊。其肾水微寒而相火未至极衰，则木陷于水而生下热，泄而不通，乃病淋涩，所谓实则闭癃者，木愈泄而水愈藏也。其肾水极寒而相火不存微焰，则木郁于水而无下热，泄而不藏，乃病注倾，所谓虚则遗溺者，水莫藏而木善泄也。

消渴者，厥阴风木之病，厥阴水母而子火，病则风木疏泄，火不根水，下寒而上热。上热则善渴，故饮水一斗，下寒则善溲，故小便一斗，《诊要经终论》：厥阴终者，中热而善溺是也。而木郁风动之由，全因土湿，土湿之由，全以水寒，水寒者，肾气之败也。(《金匮悬解·卷十一·内伤杂病·消渴十一》)

问曰：妇人病，饮食如故，烦热不得卧，而反倚息者何也？师曰：此名转胞，不得溺也，以胞系了戾，故致此病，但利小便则愈，肾气丸主之。方在"消渴"。

妇人病，饮食如故，烦热不得卧寐，而反倚物而布息者，此名转胞，不得溺也。以胞系了戾回转，故致此病。此缘土湿水寒，而木气郁燥，不能疏泄也。湿寒结滞，溺孔凝涩不开，胞满而不出，则气鼓而系转。水溺不行，浊气莫泄，肺气逆升，郁而生热，故烦热倚息，不得眠卧。病不在胃，是以饮食如故。（《金匮悬解·卷二十二·妇人·杂病十八转胞三十三》）

救逆汤

【组成用法】

救逆汤三十八

桂枝一两，甘草七钱，生姜一两，大枣十二枚，蜀漆一两（洗去腥），龙骨一两四钱，牡蛎一两七钱（熬）。

水十二杯，先煮蜀漆，减二杯，入诸药，煎三杯，温服一杯。（《伤寒说意·卷二·太阳经坏病·火劫温针后惊悸发狂》）

【方解】

救逆汤，桂枝去芍药之泻阳，加蜀漆吐败浊以疗狂，龙骨、牡蛎敛神魂以止惊也。（《伤寒说意·卷二·太阳经坏病·火劫温针后惊悸发狂》）

【主治】

伤寒脉浮，应以汗解，医以火逼劫之，汗多阳亡，必惊悸发狂，起卧不安。以土败胃逆，胆木拔根则惊生，浊阴上填，迷塞心宫则狂作。宜救逆汤，桂枝去芍药之泻阳，加蜀漆吐败浊以疗狂，龙骨、牡蛎敛神魂以止惊也。

凡伤寒误用温针取汗，以亡其阳，胆木拔根，必生惊悸也。（《伤寒说意·卷二·太阳经坏病·火劫温针后惊悸发狂》）

桔梗白散

【组成用法】

桔梗三分，贝母三分，巴豆一分（去皮，熬，研如脂）。

上三味，为散，强人饮服半钱匕，羸者减之。病在膈上者，吐脓，在膈下者，泻出。若下多不止，饮冷水一杯即定。(《金匮悬解·卷十五·内伤杂病·附方》)

【主治】

《外台》桔梗白散十。治咳而胸满，振寒脉数，咽干不渴，时出浊唾腥臭，久久吐脓如米粥者，为肺痈。(《金匮悬解·卷十五·内伤杂病·附方》)

桔梗汤

【组成用法】

桔梗汤八十七

桔梗三钱五分，甘草七钱。

水三杯，煎一杯，分温再服。(《伤寒说意·卷九·少阴经·咽痛》)

桔梗汤八十七

桔梗一两，甘草二两。

以水三升，煮取一升，去滓，分温再服。(《伤寒悬解·卷十一·少阴脏病·甘草桔梗证十一》)

【方解】

桔梗汤，桔梗行瘀而排脓，甘草泄热而保中也。(《金匮悬解·卷十五·内伤杂病·肺痈四》)

【主治】

咳而胸满，振寒，脉数，咽干不渴，时出浊唾腥臭，久久吐脓如米粥者，为肺痈，桔梗汤主之。

咳而胸满，振寒者，肺气郁阻，阳为阴闭也。脉数者，肺气不降，金被火刑也。咽干不渴者，咽燥而肺湿也。时出浊唾腥臭者，肺金味辛而气腥，痰涎瘀浊，郁蒸而腐化也。久而痛脓上吐，形如米粥，此为肺痈。(《金匮悬解·卷十五·内伤杂病·肺痈四》)

病人脉尺寸俱紧，是表里皆实，法当无汗，而反汗出者，阳亡而不守也，此属少阴脏病，必当咽痛而复吐利。以少阴水旺土湿，升降倒行，胃逆而贼于甲木，则为呕吐，脾陷而贼于乙木，则为泄利，甲木上冲，浊气壅塞，是以咽痛也。

凡少阴病二三日咽痛者，可与甘草汤，泻热而缓迫急也。不差者，与桔梗汤，散结而下冲逆也。(《伤寒说意·卷九·少阴经·咽痛》)

橘皮汤

【组成用法】

橘皮汤八十二

橘皮四两，生姜八两。

上二味，以水七升，煮取三升，温服一升。下咽即愈。(《金匮悬解·卷十三·内伤杂病·呕吐二十三》)

【方解】

橘皮汤，橘皮、生姜降冲逆而行瘀浊也。(《金匮悬解·卷十三·内伤杂病·呕吐二十三》)

【主治】

干呕哕，若手足厥者，橘皮汤主之。

干呕哕者，胃气上逆，浊阴涌泛也。肺气阻滞，郁生痰涎，遏抑清阳，不得四布，故手足厥逆。(《金匮悬解·卷十三·内伤杂病·呕吐二十三》)

橘皮竹茹汤

【组成用法】

橘皮竹茹汤八十三

橘皮二斤，竹茹二斤，生姜半斤，人参一两，甘草五两，大枣三十枚。

上六味，以水一斗，煮取三升，温服一升，日三服。(《金匮悬解·卷十三·内伤杂病·哕逆二十四》)

橘皮竹茹汤，橘皮一斤，竹茹二升，生姜半斤，甘草五两，人参一两，大枣三十枚。(《长沙药解·卷三·橘皮》)

【方解】

橘皮竹茹汤，参、甘、大枣补中而培土，橘、姜、竹茹降逆而止呕也。(《金匮悬解·卷十三·内伤杂病·哕逆二十四》)

竹茹甘寒之性，善扫瘀浊而除呕哕，清金敛肺，更其所长。其诸主治，除吐衄，止崩漏，治膈噎，疗肺痿。(《长沙药解·卷三·竹茹》)

【主治】

哕逆者，橘皮竹茹汤主之。

哕逆者，中虚而胃逆也。(《金匮悬解·卷十三·内伤杂病·哕逆二十四》)

橘枳生姜汤

【组成用法】

橘枳生姜汤百二十五

橘皮一斤，枳实三两，生姜半斤。

上三味，以水五升，煮取二升，分温再服。(《金匮悬解·卷十六·内伤杂病·胸痹短气六》)

【方解】

橘枳生姜汤，橘皮破凝而开郁，枳、姜泻满而降浊也。(《金匮悬解·卷十六·内伤杂病·胸痹短气六》)

【主治】

胸痹，胸中气塞，短气，茯苓杏仁甘草汤主之，橘枳生姜汤亦主之。

胸痹，胸中气塞，短气，是土湿胃逆，浊气痞塞，肺无降路，是以短气。肺气堙塞，则津液凝瘀，而化痰涎。(《金匮悬解·卷十六·内伤杂病·胸痹短气六》)

苦参汤

【组成用法】

苦参汤二十七

苦参一升。

上一味，以水一斗，煎取七升，去滓，熏洗，日三次。(《金匮悬解·卷六·外感杂病·狐惑一》)

【主治】

狐惑之为病，状如伤寒，默默欲眠，目不得闭，卧起不安，蚀于喉为惑，蚀于阴为狐，不欲饮食，恶闻食臭，其面目乍赤、乍黑、乍白。蚀于下部则咽干，苦参汤洗之。

狐惑者，狐疑惶惑，绵昧不明，状如伤寒。而病实在里，默默欲眠，目不得闭，卧起不安，饮食皆废. 其面目乍赤，乍黑，乍白，而无定色。此盖湿气遏郁，精神昏愦之病也。湿邪淫泆，上下熏蒸，浸渍糜烂，肌肉剥蚀。蚀于喉咙，其名为惑，以心主藏神，阳分受伤，清风燔蒸，则神思惶惑而不灵也。蚀于二阴，其名为狐，以肾主藏志，阴分受伤，浊气熏烁，则志意狐惑而不清也。蚀于下部，其病在肾，肾脉上循喉咙，是以咽干。其前在阴器，则以苦参汤洗之，后在肛门，则以雄黄散熏之。(《金匮悬解·卷六·外感杂病·狐惑一》)

苦酒汤

【组成用法】

苦酒汤八十九

半夏十四枚（破），鸡子一枚（去黄，内苦酒，着鸡子壳中）。

上二味，内半夏着苦酒中，以鸡子壳置刀镮中，安火上，令三沸，去滓，少少含咽之。不差，更作三剂服之。苦酒即醋也。（《伤寒悬解·卷十一·少阴脏病·苦酒汤证十三》）

【方解】

苦酒汤，苦酒败结而消肿，半夏降逆而驱浊，鸡子白清肺而发声也。（《伤寒悬解·卷十一·少阴脏病·苦酒汤证十三》）

【主治】

少阴病，咽中伤，生疮，不能语言，声不出者，苦酒汤主之。

寒水下旺，火盛咽伤，故生疮，不能语言。金被火刑，故声不出。（《伤寒悬解·卷十一·少阴脏病·苦酒汤证十三》）

葵子茯苓散

【组成用法】

葵子茯苓散百五十七

葵子一斤，茯苓三两。

上二味，杵为散，饮服方寸匕，日三服。小便利即愈。（《金匮悬解·卷二十·妇人·妊娠八水气八》）

【方解】

葵子滑窍而利水，茯苓泻满而渗湿。（《长沙药解·卷四·葵子》）

【主治】

治妊娠有水气，身重，小便不利，洒淅恶寒，起则头眩。以阳衰土湿，乙木下郁，不能行水，故身重而小便不利。木郁阳陷，是以恶寒。停水瘀阻，阳气浮荡，不能下根，故起则头眩。(《长沙药解·卷四·葵子》)

栝蒌桂枝汤 ————————————————————————●

【组成用法】

栝蒌桂枝汤五

栝蒌根三两，桂枝三两（去皮），芍药三两，生姜三两（切），甘草二两（炙），大枣十二枚（劈）。

上六味，㕮咀，以水七升，微火煮取三升，去滓，适寒温，服一升。(《金匮悬解·卷四·外感杂病·痉病十一》)

【方解】

栝蒌桂枝汤，姜、桂达经气而泻营郁，甘、枣补脾精而滋肝血，芍药、栝蒌清风木而生津液也。(《金匮悬解·卷四·外感杂病·痉病十一》)

【主治】

太阳病，其证备，身体强，几几然，脉反沉迟，此为痉，栝蒌桂枝汤主之。

太阳病，颈项强急，发热恶寒，汗出，中风之证俱备，身体强硬，几几不柔，脉反沉迟，此为柔痉。(《金匮悬解·卷四·外感杂病·痉病十一》)

栝蒌牡蛎散

【组成用法】

栝蒌牡蛎散二十四

栝蒌根、牡蛎（熬）等分。

上为细末，饮服方寸匕，日三服。(《金匮悬解·卷六·外感杂病·百合七》)

【方解】

栝蒌牡蛎散，栝蒌清金而润燥，牡蛎敛肺而止渴也。(《金匮悬解·卷六·外感杂病·百合七》)

【主治】

百合病，渴不差者，栝蒌牡蛎散主之。

百合病，渴不差者，是相火刑金而津液枯槁也。(《金匮悬解·卷六·外感杂病·百合七》)

栝蒌瞿麦丸

【组成用法】

栝蒌瞿麦丸六十

栝蒌根二两，薯蓣三两，瞿麦一两，茯苓三两，附子一枚（炮）。

上五味，末之，炼蜜和丸，梧子大，饮服二丸，日三服。不知，增至七八丸，以小便利，腹中温为知。(《金匮悬解·卷十一·内伤杂病·消渴小便不利十二》)

栝蒌瞿麦丸，栝蒌根三两，薯蓣二两，瞿麦一两，茯苓三两，附子一枚。(《长沙药解·卷三·栝蒌根》)

【方解】

栝蒌瞿麦丸，瞿、苓、附子泻水而温肾寒，薯蓣、栝蒌敛金而清肺燥也。（《金匮悬解·卷十一·内伤杂病·消渴小便不利十二》）

【主治】

治内有水气，渴而小便不利者。阳衰土湿，寒水停留，乙木郁遏，不能疏泄，故小便不利。木郁风动，肺津伤耗，是以发渴。（《长沙药解·卷三·栝蒌根》）

栝蒌薤白白酒汤

【组成用法】

栝蒌薤白白酒汤百二十

栝蒌实一枚（捣），薤白三两，白酒七斤。

上三味，同煮，取二升，分温再服。（《金匮悬解·卷十六·内伤杂病·胸痹心痛短气三》）

【方解】

栝蒌薤白白酒汤，栝蒌涤瘀而清烦，薤白、白酒开壅而决塞也。（《金匮悬解·卷十六·内伤杂病·胸痹心痛短气三》）

【主治】

治胸痹气短，喘息咳唾，胸背疼痛，寸口脉沉而迟，关上小紧数。以胸膈痹塞，气无降路，故喘息咳唾。逆冲胸背，而生痛楚。清道堙郁，爰生烦热。（《长沙药解·卷三·栝蒌实》）

栝蒌薤白半夏汤

【组成用法】

栝蒌薤白半夏汤百二十一

栝蒌实一枚（捣），薤白三两，白酒一斗，半夏半升。

上四味，同煮，取四升，温服一升，日三服。（《金匮悬解·卷十六·内伤杂病·胸痹心痛四》）

【方解】

栝蒌薤白半夏汤，栝蒌涤瘀而清烦，薤白、白酒、半夏破壅而降逆也。（《金匮悬解·卷十六·内伤杂病·胸痹心痛四》）

【主治】

胸痹不得卧，心痛彻背者，栝蒌薤白半夏汤主之。

胸痹不得眠卧，心痛彻背者，是阴邪上填，冲逼心宫，而胸膈痹塞，气无前降之路，膈上莫容，是以后冲于脊背也。（《金匮悬解·卷十六·内伤杂病·胸痹心痛四》）

狼牙汤

【组成用法】

狼牙汤百七十六

狼牙三两。

上一味，以水四升，煮取半升，以绵缠箸如茧，浸汤沥阴中，日四遍。（《金匮悬解·卷二十二·妇人·杂病二十一阴疮三十六》）

【方解】

狼牙清郁热而达乙木，止蚀烂而消痛痒也。（《长沙药解·卷二·狼牙》）

【主治】

少阴脉滑而数者，阴中即生疮，阴中蚀疮烂者，狼牙汤洗之。

手少阴脉动神门（在小指后，掌下高骨间），足少阴脉动太溪（在足内踝后）。此少阴脉，即尺中也。尺脉滑而数者，水寒土湿，生气不遂，木郁于水，而生下热也。前阴者，肾肝之所司，木郁下热，阴中即生疮。阴中疮蚀肌肉而溃烂者，狼牙汤洗之，泻其湿热也。(《金匮悬解·卷二十二·妇人·杂病二十一阴疮三十六》)

藜芦甘草汤

【组成用法】

藜芦甘草汤百四十

藜芦、甘草。(《金匮悬解·卷十八·内伤杂病·手指臂肿二》)

【方解】

藜芦甘草汤，藜芦吐其瘀浊，甘草和其中气也。(《金匮悬解·卷十八·内伤杂病·手指臂肿二》)

【主治】

治病人手指臂肿动，身体眴眴者。以手之三阴，自胸走手，手之三阳，自手走头，经气郁遏，故结而为肿，郁而为动。郁极则身体眴动，不但指臂而已，此缘胸有瘀浊，阻隔经气往来之路，是以如此。(《长沙药·解卷一·藜芦》)

理中丸

【组成用法】

理中丸百七

人参、白术、甘草、干姜各三两。

上四味，捣筛为末，蜜和丸，如鸡子黄大，以沸汤数合和一丸，研碎温服，日三四夜二服。腹中未热，益至三四丸。然不及汤法，以四物依两数切，用水六升，煎取三升，去滓，温服一升，日三服。（《伤寒悬解·卷十三·伤寒类证·霍乱五》）

【主治】

大病差后，喜唾，久不了了者，胃上有寒，当以丸药温之，宜理中丸。

病后阳虚，胃寒气逆，津唾上涌，久不了了。此当以丸药温之，不便急下，宜理中丸也。（《伤寒悬解·卷十三·伤寒类证·差后劳复一》）

理中丸，方在人参。治霍乱吐利。（《长沙药解·卷一·生姜》）

霍乱，头疼，发热，身疼痛，热多欲饮水者，五苓散主之。方在太阳四十一。寒多不用水者，理中丸主之。

热多欲饮水者，湿盛而阳隔也，五苓利水泄湿，阳气下达，上热自清矣。寒多不用水者，阳虚而中寒也，理中温补中气，阳气内复，中寒自去也。（《伤寒悬解·卷十三·伤寒类证·霍乱五》）

苓甘五味加姜辛半夏汤

【组成用法】

苓甘五味加姜辛半夏汤百七

茯苓四两，甘草三两，五味半升，干姜三两，细辛三两，半夏半升。

上六味，以水八升，煮取三升，去滓，温服半升，日三服。（《金匮悬

【主治】

咳满即止，而更复渴，冲气复发者，以细辛干姜为热药也。服之当遂渴，而渴反止者，为支饮也。支饮者，法当冒，冒者必呕，呕者复内半夏，以去其水。

服苓甘五味姜辛后，咳满即止。设其更觉发渴，冲气复发者，以细辛、干姜本为热药，服之热伤肺津，应当遂时作渴，津亡燥动，风木乃发。若渴反止者，此为支饮内停也。支饮格其阳气，法当昏冒。冒者胃气升逆，必作呕吐。呕者复内半夏，以去其水饮，而止呕吐也。(《金匮悬解·卷十四·内伤杂病·痰饮咳嗽三十五》)

苓甘五味加姜辛半夏杏仁汤 ●

【组成用法】

苓甘五味加姜辛半夏杏仁汤百八

细辛三两，甘草三两，五味半升，干姜三两，茯苓四两，半夏半升，杏仁半升（去皮）。

上七味，以水一斗，煮取三升，去滓，温服半升，日三服。(《金匮悬解·卷十四·内伤杂病·痰饮咳嗽三十六》)

【主治】

水去呕止，其人形肿者，加杏仁主之。其证应内麻黄，以其人遂痹，故不内之。若逆而内之者，必厥。所以然者，以其人血虚，麻黄发其阳故也。

服苓甘五味姜辛半夏后，水去呕止，其人形肿者，此卫气之郁，宜加杏仁，利肺壅而泻卫郁。肿家应用麻黄，以泻卫气，以其人服小青龙后，阳随汗泄，手足麻痹，故不内之。若逆而内之者，必手足厥冷。所以然者，以汗泻血中温气，其人阴中之阳已虚，麻黄复泻其血中之阳气故也。(《金匮悬解·卷

苓甘五味加姜辛半杏大黄汤 ———————————— ●

【组成用法】

苓甘五味加姜辛半杏大黄汤百九

茯苓四两，甘草三两（炙），五味半升，干姜三两，细辛三两，半夏半升（洗），杏仁半升（去皮尖），大黄三两。

上八味，以水一斗，煮取三升，去滓，温服半升，日三服。(《金匮悬解·卷十四·内伤杂病·痰饮咳嗽三十七》)

【主治】

若面热如醉，此为胃热上冲熏其面，加大黄以利之。

服小青龙后，其面翕热如醉，此胃热上冲，熏蒸其面。若服苓甘五味姜辛半杏之后，此证犹存，宜加大黄以利之，则胃热清矣。(《金匮悬解·卷十四·内伤杂病·痰饮咳嗽三十七》)

苓桂甘枣汤 ———————————————— ●

【组成用法】

茯苓桂枝甘草大枣汤三十六

茯苓半斤，桂枝四两，甘草二两（炙），大枣十二枚。

上四味，以甘澜水一斗，先煮茯苓，减二升，内诸药，煮取三升，去滓，温服一升，日三服。

作甘澜水法：取水二斗，置大盆内，以杓扬之，水上有珠子五六千颗相逐，取用之。(《伤寒悬解·卷四·太阳经中篇·苓桂甘枣证九》)

茯苓桂枝甘草大枣汤三十六

茯苓一两八钱，桂枝一两四钱，甘草一两，大枣十五枚。

甘澜水十杯，先煮茯苓，减二杯，入诸药，煎三杯，温服一杯，日三服。

作甘澜水法：用水十杯，置盆内，以勺扬之数百遍，水上有珠子五六千颗相逐，乃取用之。(《伤寒说意·卷二·太阳经坏病·汗下后发作奔豚》)

【方解】

苓桂甘枣汤，茯苓、桂枝泻癸水而疏乙木，甘草、大枣补脾精而滋肝血也。(《金匮悬解·卷九·内伤杂病·奔豚四》)

【主治】

发汗后，脐下悸者，欲作奔豚，茯苓桂枝甘草大枣汤主之。

汗亡血中温气，木郁风动，摇荡不宁，则生振悸。轻则枝叶振惕而悸在心下，重则根本撼摇而悸在脐间，若脐下悸生，则奔豚欲作矣。(《金匮悬解·卷九·内伤杂病·奔豚四》)

苓桂术甘汤 ●

【组成用法】

苓桂术甘汤九十二 (方见《伤寒·太阳》)

茯苓四两，桂枝三两，白术三两，甘草二两。

上四味，以水六升，煮取三升，分温三服，小便则利。(《金匮悬解·卷十四·内伤杂病·痰饮十五》)

茯苓桂枝白术甘草汤三十四

茯苓一两四钱，桂枝七钱，白术七钱，甘草七钱。

水六杯，煎三杯，温分三服。(《伤寒说意·卷二·太阳经坏病·汗吐下后心满气冲头眩身摇心悸肉瞤》)

【方解】

苓桂术甘汤，术、甘补中而燥土，苓、桂泻水而疏木，可以主之。(《金匮悬解·卷十四·内伤杂病·痰饮十六》)

【主治】

心下有痰饮，胸胁支满，目眩，苓桂术甘汤主之。

心下有痰饮，停瘀胃口，土湿木郁，胆经莫降，故胸胁偏支胀满，目珠眩运。以君相同气，甲木失根，君火亦腾，神魂浮荡，无所归宿，是以发眩。目者神魂之开窍，故目眩见于目。(《金匮悬解·卷十四·内伤杂病·痰饮十五》)

伤寒，若吐若下后，心下逆满，气上冲胸，起则头眩，脉沉紧，发汗则动经，身为振振摇者，茯苓桂枝白术甘草汤主之。

吐伤胃阳，则病上逆，浊气冲塞，故心下逆满。阳气浮升而无根，故起则头眩。下泻脾阳，则病下陷，风木抑郁，故脉沉紧。木愈郁而愈升，升发太过，而不得平，故气上冲胸。又复发汗，以亡经中之阳，温气脱泻，木枯风动，于是身体振摇，势如悬旌。此缘于水旺土湿而风木郁动也。(《伤寒悬解·卷四·太阳经中篇·苓桂术甘证四》)

夫短气有微饮，当从小便去之，苓桂术甘汤主之，肾气丸亦主之。方见"消渴"。

微饮阻隔，肺金不降，是以短气。此缘土湿木郁，不能泄水，当从小便去其水饮。饮去而土燥，则肺敛而气降矣。(《金匮悬解·卷十四·内伤杂病·痰饮十六》)

麻黄附子甘草汤 ————————————●

【组成用法】

麻黄附子甘草汤八十四

麻黄七钱，甘草七钱，附子一枚（炮）。

水七杯，先煮麻黄，去沫，入诸药，煎三杯，温服一杯，日三服。(《伤寒说意·卷九·少阴经·少阴连太阳经证》)

麻黄附子甘草汤八十四

麻黄二两，附子一枚（炮，去皮脐，破八片）甘草二两（炙）。

上三味，以水七升，先煮麻黄一两沸，去上沫，内诸药，煮取三升，去滓，温服一升，日三服。(《伤寒悬解·卷十一·少阴脏病·麻附甘草证二》)

【方解】

麻黄轻发其表，附子重暖其里，甘草培其中气也。(《长沙药解·卷三·麻黄》)

【主治】

少阴病，得之二三日，麻黄附子甘草汤微发汗，以二三日无里证，故微发汗也。

少阴病，得之二三日，麻黄附子甘草汤微发其汗，麻黄发太阳之表，附子、甘草温癸水而培己土。少阴禁汗，此微发汗者，以二三日内，尚无少阴之里证，故微发汗也。(《伤寒悬解·卷十一·少阴脏病·麻附甘草证二》)

麻黄附子汤

【组成用法】

麻黄附子汤，麻黄三两，甘草一两，附子一枚。即少阴麻黄附子甘草方，而分两不同。(《长沙药解·卷三·麻黄》)

【方解】

甘草、附子补土而暖肾，麻黄发表而泻水也。风湿与风水，皆汗为风闭，而湿则未至成水，其证稍异。缘有内水，不但表寒，故多用麻黄。(《长沙药解·卷三·麻黄》)

【主治】

水之为病，其脉沉小，属少阴，浮者为风，无水虚肿者，为气水，发其汗即已。脉沉者，宜麻黄附子汤。

水之为病，其脉沉小，属之少阴，肾脉沉小也。浮者为风，风性发扬也。无水虚肿者，名为气水，其实是气，而非水也。凡此诸证，发其汗即已，但脉有浮沉，则药有温清之不同耳。脉沉者，宜麻黄附子汤，温中下而发表。(《金匮悬解·卷十·内伤杂病·水气二十八》)

麻黄附子细辛汤

【组成用法】

麻黄附子细辛汤八十三

麻黄二两，附子一枚（炮，去皮脐，破八片），细辛二两。

上三味，以水一斗，先煮麻黄，减二升，去上沫，内诸药，煮取三升，去滓，温服一升，日三服。(《伤寒悬解·卷十一·少阴脏病·少阴脏病连经麻附细辛证一》)

【方解】

麻黄附子细辛汤，麻黄散太阳之外寒，附子温少阴之内寒，细辛降阴邪之冲逆也。(《伤寒悬解·卷十一·少阴脏病·少阴脏病连经麻附细辛证一》)

【主治】

少阴病，始得之，反发热，脉沉者，麻黄附子细辛汤主之。

少阴水脏，其脉自沉，乃始得病时，反发热而脉沉者，是已传肾脏，而犹带表寒。内有少阴，则宜温里，外有太阳，则宜发表，麻黄附子细辛汤，麻黄散太阳之外寒，附子温少阴之内寒，细辛降阴邪之冲逆也。

温里以发表，少阴之汗法如此。(《伤寒悬解·卷十一·少阴脏病·少阴脏病连经麻附细辛证一》)

麻黄加术汤 ————————————————————●

【组成用法】

麻黄加术汤八

麻黄三两（去节），桂枝二两（去皮），杏仁七十枚（去皮尖），甘草一两（炙），白术四两。

上五味，以水九升，先煮麻黄，减二升，去上沫，内诸药，煮取二升半，去滓，温服八合。覆取微似汗。(《金匮悬解·卷四·外感杂病·湿病七》)

【方解】

湿郁经络，卫气壅遏，而生烦疼，可与麻黄加术汤，麻、桂、杏仁泻营卫而利肺气，甘草、白术补中脘而燥土湿. 汗出湿消，烦痛自止。(《金匮悬解·卷四·外感杂病·湿病七》)

【主治】

治湿家身烦疼者。以湿郁经络，皮毛不泄，故身烦疼。(《长沙药解·卷一·白术》)

麻黄连轺赤小豆汤 ————————————————————●

【组成用法】

麻黄连轺赤小豆汤八十一

麻黄七钱，生姜七钱，甘草七钱，大枣十二枚，杏仁四十枚，连翘七钱（用根），赤小豆一杯，生梓白皮三两四钱。

水十杯，先煮麻黄，去沫，入诸药，煎三杯，分温三服，半日尽。(《伤寒说意·卷八·太阴经·发黄》)

麻黄连轺赤小豆汤八十一

麻黄二两，杏仁四十枚（去皮尖），生姜二两，生梓白皮一升，连轺二两，甘草二两（炙），大枣十二枚，赤小豆一升。

上八味，以潦水一斗，先煮麻黄再沸，去上沫，内诸药，煮取三升，去滓，分温三服，半日服尽。（《伤寒悬解·卷十·太阴全篇·麻黄连翘赤小豆证十二》）

【方解】

麻黄泻皮毛之郁，杏仁降肺气之逆，生梓白皮清相火而疏木，连轺、赤小豆泻湿热而利水，姜、甘、大枣和中气而补脾精也。（《伤寒悬解·卷十·太阴全篇·麻黄连翘赤小豆证十二》）

【主治】

伤寒，瘀热在里，身必发黄，麻黄连翘赤小豆汤主之。

伤寒，脉浮而缓，手足自温者，是谓太阴脏证。太阴湿土，为表邪所闭，身当发黄。若小便自利者，湿随便去，则不能发黄。此是脾阳未衰，至七八日间，虽见太阴自利之证，必当自止。以脾家内实，腐秽不容，当后泄而去，非自利益甚之证也。

若伤寒七八日，身黄如橘子色，小便不利，腹微满者，是湿无泄路，瘀而生热，宜茵陈蒿汤，泻其湿热也。凡伤寒瘀热在里，身必发黄，以木主五色，入土化黄，土湿则木郁，木郁于土，必发黄色，宜麻黄连翘赤小豆汤，外泻皮毛而内泻湿热也。若伤寒，身黄而发热者，是瘀热之在表也，宜栀子柏皮汤，清表中之湿热也。

若伤寒发汗之后，身目皆黄，则是湿寒而非表热，以汗则热泄故也。此慎不可下，宜用温燥之药也。（《伤寒说意·卷八·太阴经·发黄》）

麻黄升麻汤

【组成用法】

麻黄升麻汤一百二

麻黄四钱，升麻四钱，葳蕤二钱五分，石膏八分（碎，绵裹），知母二钱五分，天冬八分（去心），当归四钱，芍药八分，黄芩二钱五分，桂枝八分，白术八分，茯苓八分，甘草八分，干姜八分。

水十杯，煎三杯，分温三服，相去如煮一斗米顷服尽。汗出愈。(《伤寒说意·卷十·厥阴经·呕吐》)

麻黄升麻汤百二

麻黄二两五钱（去节），升麻一两一分，当归一两一分，知母、黄芩、葳蕤各十八铢，石膏碎（绵裹）、干姜、白术、芍药、天冬、桂枝、茯苓、甘草各六铢。

上十四味，水一斗，先煮麻黄一两沸，去上沫，内诸药，煮取三升，去滓，分温三服，相去如炊三斗米顷令尽。汗出愈。(《伤寒悬解·卷十二·厥阴经全篇·麻黄升麻证二十七》)

【方解】

麻黄升麻汤，姜、甘、苓、术温燥水土，石膏、知母、天冬、葳蕤清润燥金，当归、芍药、桂枝、黄芩滋荣风木，升麻利其咽喉，麻黄泻其皮毛也。(《伤寒说意·卷十·厥阴经·呕吐》)

【主治】

伤寒六七日，大下后，寸脉沉而迟，手足厥逆，下部脉不至，咽喉不利，吐脓血，泄利不止者，为难治，麻黄升麻汤主之。

下伤中气，脾肝下陷，故寸脉沉迟，尺脉不至，手足厥逆，泄利不止。胃胆上逆，浊气冲塞，故咽喉不利。相火刑金，故呕吐脓血。是下寒上热，升降倒行，中气颓败，最为难治。(《伤寒悬解·卷十二·厥阴经全篇·麻黄升麻证二十七》)

麻黄汤

【组成用法】

麻黄汤二

麻黄一两，桂枝七钱，杏仁七十枚（去皮尖），甘草七钱（炙）。

水九杯，先煮麻黄，减二杯，去上沫，入诸药，煎二杯，温服大半杯，覆衣取汗，不用饮粥。余如服桂枝法。（《伤寒说意·卷一·太阳经·太阳伤寒麻黄汤证》）

麻黄汤二

麻黄三两（去节），桂枝一两（去皮），甘草一两（炙），杏仁七十枚（汤泡，去皮尖及两仁者）。

上四味，以水九升，先煮麻黄，减二升，去上沫，内诸药，煮取二升半，去渣，温服八合。覆取微似汗，不须啜粥，余如桂枝法将息。（《伤寒悬解·卷三·太阳经上篇·太阳伤寒麻黄汤一》）

【方解】

麻黄汤，甘草保其中气，桂枝发其营郁，麻黄泻其卫气，杏仁利其肺气，降逆而止喘也。（《伤寒悬解·卷三·太阳经上篇·太阳伤寒麻黄汤一》）

【主治】

太阳病，脉浮紧，无汗发热，身疼痛，八九日不解，表证仍在，此当发汗，麻黄汤主之。服药已，微除，其人发烦目瞑，剧者必衄，衄乃解。所以然者，阳气重故也。

发热无汗，脉浮紧而身疼痛，此麻黄汤证。失不早服，至八九日不解，而表证仍在，此当发汗，宜麻黄汤。若卫气闭塞，泻之不透，服药之后，病仅微除，其人犹觉烦躁昏晕，未能全解。剧者卫郁升突，必至鼻衄，衄乃尽解。所以然者，久病失解，阳气之郁遏太重故也。（《伤寒悬解·卷三·太阳经上篇·麻黄汤七》）

太阳病，头痛，发热，身疼，腰痛，骨节疼痛，恶寒，无汗而喘者，麻黄汤主之。

寒为阴邪，营为阴气，寒邪中人，则阴分受之，故伤营血。血秉肝气，其性疏泄，寒闭营阴，失其疏泄之权，是以无汗。寒愈闭而营愈泄，则外束卫气，闭藏而为寒。是营血被伤而卫气受病者也，故伤在营血而治在卫气。麻黄汤，甘草保其中气，桂枝发其营郁，麻黄泻其卫气，杏仁利其肺气，降逆而止喘也。孔窍一开而卫郁外达，则伤寒愈矣。

卫气为阳，外行皮毛，营血为阴，内行经络。肺藏气而主卫，肝藏血而司营，肺金收敛，肝木疏泄，阴阳自然之性也。肝性疏泄，而营血之内守者，肺气敛之也，肺气收敛，而卫阳之外发者，肝气泄之也，收敛则无汗，疏泄则有汗。风伤卫气，卫病而非营病也，然卫被风敛，则内闭营阴，营气不通，是以发热，故以桂枝泄经热而达营郁。气病而用血药者，以气伤而累血也。寒伤营血，营病而非卫病也，然营为寒束，则外闭卫阳，卫阳不宣，是以恶寒，故以麻黄泻表寒而达卫郁。血病而用气药者，以血伤而累气也。桂枝泻其肝血，麻黄泻其肺气，营卫分属于肺肝，而统司于太阳，故太阳风寒之初治，首以桂枝，麻黄二方，为定法也。(《伤寒悬解·卷三·太阳经上篇·太阳伤寒麻黄汤一》)

脉浮者，病在表，可发汗，宜麻黄汤。脉浮而数者，可发汗，宜麻黄汤。

浮为在表，表被风寒，则宜汗。浮数即浮紧之变文，紧则必不迟缓，亦可言数，是伤寒之脉，当以麻黄发汗也。(《伤寒悬解·卷三·太阳经上篇·麻黄汤二》)

麻黄汤，方在麻黄。治太阳伤寒，恶风，无汗而喘者。(《长沙药解·卷三·杏仁》)

治太阳伤寒，头痛恶寒，无汗而喘。以卫性敛闭，营性发扬，寒伤营血，闭其皮毛，是以无汗。肺气壅遏，是以发喘。寒愈闭而营愈发，裹束卫气，不得外达，是以恶寒。(《长沙药解·卷三·麻黄》)

太阳病，十日已去，脉浮细而嗜卧者，外已解也，设胸满腹痛者，与小柴胡汤。脉但浮者，与麻黄汤。(方在太阳二十)

太阳病，十日以外，脉浮细而嗜卧者，是太阳之外证已解也。表邪离太阳而入少阳，故浮紧变而为浮细，少阳之脉弦细也。胆热者善眠，是其嗜卧，必入少阳。设其胸满胁痛者，又见少阳经证，宜与小柴胡汤。若脉但浮而不细者，则未入少阳，而犹是太阳，宜与麻黄汤也。（《伤寒悬解·卷八·少阳经上篇·小柴胡证七》）

太阳与阳明合病，喘而胸满者，不可下，麻黄汤主之。

太阳与阳明合病，经迫腑郁，胃逆肺胀，故喘而胸满。宜麻黄汤，麻黄发表而散寒，杏仁降逆而止喘，不可下也。（《伤寒悬解·卷六·阳明经上篇·麻黄证三》）

阳明病，脉浮，无汗而喘者，发汗则愈，宜麻黄汤。（方在太阳二十）

脉浮，无汗而喘，是太阳伤寒脉证，故宜麻黄。

太阳经病，内传阳明之腑，阳明之腑邪未实，太阳之经邪未罢，是宜用太阳表药。即里有下证，而表病未解，亦不可下，当先以麻、桂表其风寒，然后议下也。

风脉浮缓，寒脉浮紧，迟者，缓之变文也。风脉不言缓，寒脉不言紧，省文也。太阳传阳明，缓紧之中，必兼大象，以伤寒三日，阳明脉大，前章已经提明，故此不及。（《伤寒悬解·卷六·阳明经上篇·麻黄证二》）

阳明中风，其脉弦浮而大，浮者，太阳之脉，大者，阳明之脉，弦者，少阳之脉，是三阳之合病也。而短气腹满，则有太阴证。太阴湿土，郁而生热，一身及于面目悉发黄色，鼻干尿涩，潮热嗜卧，时时哕噫，不得汗泄，此阳明之燥夺于太阴之湿也。而非有少阳之邪，不应郁迫如是。少阳之脉，自胃口而走胁肋，湿旺胃逆，阻少阳降路，甲木逆行，而贼戊土，两经痞塞，则心胁皆痛，久按之而气不流通。少阳脉循两耳，经气冲塞，耳前后俱肿。刺之小差，而外证不解，病过十日之外，脉之弦大续变而为浮者，是虽内连阳明之腑，太阴之脏，而实未离少阳之经也，宜小柴胡汤，外泻少阳之经邪，内补太阴之脏气。若但浮而不弦，又无少阳诸证者，则病在太阳之经，宜麻黄汤。但发太阳之经邪。汗出热散，则黄自退矣。若腹满尿癃，而加以呕哕者，土败胃逆，不

可治也。(《伤寒说意·卷五·阳明经虚证·三阳合病发黄》)

【禁忌】

脉浮紧者，法当身疼痛，宜以汗解之，假令脉尺中迟者，不可发汗何以知之？然：以营气不足，血少故也。太阳入少阴去路。

卫候于寸，营候于尺，尺中迟者，营气不足，以肝脾阳虚而血少故也。汗泻营中温气，则生亡阳诸变，故不可发汗。然者，答辞，与《难经》)然字同义。(《伤寒悬解·卷三·太阳经上篇·忌麻黄汤八》)

麻黄细辛附子汤 ————————————●

【组成用法】

麻黄细辛附子汤八十三

麻黄七钱，细辛七钱，附子一枚（炮，去皮，破八片）。

水十杯，先煮麻黄，减二杯，去沫，入诸药，煎三杯，温服一杯，日三服。(《伤寒说意·卷九·少阴经·少阴连太阳经证》)

【方解】

麻黄散太阳之经，附子温少阴之脏，细辛降肾气之逆也。(《伤寒说意·卷九·少阴经·少阴连太阳经证》)

【主治】

少阴水脏，病则脉沉而恶寒，若始得之时，脉已见沉而反觉发热者，是少阴脏病而太阳经证未解也，宜麻黄附子细辛汤，麻黄散太阳之经，附子温少阴之脏，细辛降肾气之逆也。

凡少阴病，得之二三日内，表证未解者，宜麻黄附子甘草汤，微发其汗。以二三日里证未成，而表证未解，则脏阴愈郁而愈盛，故以附子暖其水，甘草培其土，麻黄发微汗以解表也。(《伤寒说意·卷九·少阴经·少阴连太阳经证》)

麻黄杏仁薏仁甘草汤

【组成用法】

麻黄杏仁薏苡甘草汤九

麻黄五钱（去节），杏仁十粒（去皮尖），薏苡五钱，甘草一两（炙）。

上剉麻豆大，每服四钱匕，水盏半，煎八分，去滓，温服。有微汗，避风。(《金匮悬解·卷四·外感杂病·湿病八》)

【方解】

麻黄杏仁薏苡甘草汤，麻黄、杏仁破壅而发汗，薏苡、甘草燥湿而培土也。(《金匮悬解·卷四·外感杂病·湿病八》)

【主治】

麻杏薏甘汤，方在麻黄。用之以泻表气之滞。(《长沙药解·卷三·杏仁》)

治风湿发热身疼，日晡所剧。以汗出当风，闭其皮毛，汗热郁遏，淫溢窍隧，日晡湿动，应候而剧。(《长沙药解·卷三·麻黄》)

麻杏薏苡甘草汤，方在麻黄，以治风湿之病，推之凡筋挛骨痛、水胀气鼓、肺痈肠疽、消渴淋痛之类，无不因湿，则薏苡之治效，固当不一而足也。(《长沙药解·卷一·薏苡》)

麻仁丸

【组成用法】

麻仁丸六十二

麻仁七两，芍药二两八钱，杏仁五两六钱（熬，研），大黄五两六钱，厚朴五两六钱，枳实二两八钱。

为末，炼蜜丸梧子大，饮服十丸，日三服。渐加之，以润为度。(《伤寒说意·卷四·阳明经·亡津便燥》)

麻仁丸二

麻子仁二升，芍药半斤，杏仁一升（熬，别作脂），大黄一斤（去皮），厚朴一尺（去皮），枳实一斤（炙）。

上六味，末之，炼蜜和丸，梧子大，饮服十丸，日三服。渐加，以知为度。(《金匮悬解·卷二·外感·五脏风寒十九》)

【方解】

麻仁丸，麻仁、杏仁润燥而滑肠，芍药、大黄清风而泄热，厚朴、枳实行滞而开结也。(《金匮悬解·卷二·外感·五脏风寒十九》)

【主治】

治阳明病，脾约便难。以脾气约结，糟粕不能顺下，大肠以燥金主令，敛涩不泄，日久消缩，约而为丸。燥结不下，是以便难。(《长沙药解·卷一·麻仁》)

麻杏石甘汤 ————————————————●

【组成用法】

麻黄杏仁甘草石膏汤十七

麻黄一两四钱，杏仁五十枚，甘草七钱，石膏二两八钱。

水七杯，煎二杯，温服一杯。(《伤寒说意·卷二·太阳经坏病·汗下后汗出发喘》)

麻黄杏仁甘草石膏汤十七

麻黄四两，杏仁三十枚，甘草二两（炙），石膏半斤（碎，绵裹）。

上四味，以水七升，先煮麻黄，减二升，去上沫，内诸药，煮取二升，去滓，温服一升。(《伤寒悬解·卷四·太阳经中篇·麻杏石甘证三》)

【方解】

麻黄发表，杏仁降逆，石膏清金，甘草培土，则表里俱解矣。(《伤寒悬

解·卷四·太阳经中篇·麻杏石甘证三》)

【主治】

中风汗下之后，外无大热，汗出而喘者，此表邪未解，营卫郁遏，肺气阻逆而不降也。不可再用桂枝，宜麻杏石甘汤，泻热而降逆也。

喘有寒热不同，汗后里热未清，或生外烦，因以冷水浇之，冀除其热，皮毛寒闭，郁其内热作喘，此热喘也。汗后阳虚津涸，或生渴燥，因而饮冷不消，隔其肺气作喘，此寒喘也。(《伤寒说意·卷二·太阳经坏病·汗下后汗出发喘》)

麦门冬汤 ——————————●

【组成用法】

麦门冬汤百十八

麦门冬七升，半夏一升，人参二两，甘草二两，粳米三合，大枣十二枚。

上六味，以水一斗二升，煮取六升，温服一升，日三夜一服。(《金匮悬解·卷十五·内伤杂病·咳嗽上气十二》)

【方解】

麦门冬汤，甘、枣、参、粳补中而化气，麦冬、半夏清金而降逆也。(《金匮悬解·卷十五·内伤杂病·咳嗽上气十二》)

【主治】

火逆上气，咽喉不利，火逆下气者，麦门冬汤主之。

土虚胃逆，相火莫降，刑克辛金，肺气逆冲，上窍壅塞，故火逆上气，咽喉不利。(《金匮悬解·卷十五·内伤杂病·咳嗽上气十二》)

蜜煎导方

【组成用法】

蜜煎导方六十

蜜七合。

上一味，入铜器中，微火煎之稍凝，似饴状，搅之，勿令焦着，欲可丸，并手捻作梃，令头锐，大如指，长二寸许，当热时急作，冷则硬，以内谷道中，以手急抱，欲大便时去之。（《伤寒悬解·卷六·阳明经上篇·蜜煎导证七》）

【主治】

阳明病，自汗出，若发汗，小便自利者，此为津液内竭，虽硬不可攻之，当须自欲大便，宜蜜煎导而通之，若土瓜根及与大猪胆汁皆可为导。

本自汗出，若又发其汗，或小便自利者，此为津液内竭，非胃热土燥可比。大便虽硬，不可攻之，当须自欲大便，结而不下，宜蜜煎导而通之，若土瓜根（土瓜根汁，入少水，筒吹入肛门，大便立通）及与大猪胆汁，皆可为导也。（《伤寒悬解·卷六·阳明经上篇·蜜煎导证七》）

牡蛎泽泻散

【组成用法】

牡蛎泽泻散百十一

牡蛎（熬）、泽泻、葶苈（熬）、商陆根（熬）、海藻（洗去咸）、蜀漆（去腥）、栝蒌根各等分。

异捣，下筛为散，更入臼中治之，白饮和服方寸匕，日三服。小便利，止后服。（《伤寒悬解·卷十三·伤寒类证·差后劳复三》）

【方解】

牡蛎泽泻散，牡蛎、栝蒌清金而泻湿，蜀漆、海藻排饮而消痰，泽泻、葶苈、商陆决郁而泻水也。(《伤寒悬解·卷十三·伤寒类证·差后劳复三》)

【主治】

大病差后，从腰以下有水气者，牡蛎泽泻散主之。

病后上虚，不能制水，从腰以下有水气者，肾阴之盛也。(《伤寒悬解·卷十三·伤寒类证·差后劳复三》)

木防己汤 ———————————————●

【组成用法】

木防己汤九十八

木防己三两，石膏鸡子大一枚，人参四两，桂枝二两。

上四味，以水六升，煮取二升，分温再服。(《金匮悬解·卷十四·内伤杂病·痰饮二十一》)

【方解】

木防己汤，人参、桂枝补中而疏木，防己、石膏泻水而清金也。(《金匮悬解·卷十四·内伤杂病·痰饮二十一》)

【主治】

治膈间支饮，其人喘满，心下痞坚。面色黧黑，脉沉紧者。以土湿胃逆，不能行水，故饮停于胸膈。胃逆而阻胆经之降路，故心下痞坚。胃逆而阻肺气之降路，故胸中喘满。(《长沙药解·卷四·防己》)

木防己汤去石膏加茯苓芒硝汤

【组成用法】

木防己去石膏加茯苓芒硝汤九十九

木防己三两，人参四两，桂枝二两，茯苓四两，芒硝三合。

上五味，以水六升，煮取二升，去滓，内芒硝，再微煎，分温再服，微利则愈。(《金匮悬解·卷十四·内伤杂病·痰饮二十一》)

【方解】

以土湿木郁，而生下热，去石膏之清上，加茯苓以泻湿，芒硝以清热也。(《长沙药解·卷四·芒硝》)

【主治】

治支饮在胸，喘满，心下痞坚，面黧黑，脉沉，服木防己汤，三日复发，复与不愈者。(《长沙药解·卷四·芒硝》)

排脓散

【组成用法】

排脓散百四十八

枳实十六枚，芍药六分，桔梗二分。

上三味，杵为散，取鸡子黄一枚，以药散与鸡子黄相等，揉和令相得，饮和服之，日一服。(《金匮悬解·卷十九·外科·肠痈五》)

【方解】

桔梗行其凝郁，枳实逐其腐败，芍药清肝风而凉营，鸡子黄补脾精而养血也。(《长沙药解·卷三·桔梗》)

【主治】

排脓散，方在桔梗。用之，以其补中脘而生血肉也。(《长沙药解·卷一·鸡

子黄》)

以疮疽脓成，必当排而决之，使腐去新生。而脓瘀既泻，营血必伤。(《长沙药解·卷三·桔梗》)

排脓汤

【组成用法】

排脓汤百四十七

甘草二两，桔梗三两，生姜二两，大枣十枚。

上四味，以水三升，煮取一升，温服五合，日再服。(《金匮悬解·卷十九·外科·肠痈五》)

【方解】

甘、枣培补脾精，生姜和中而行气，桔梗消结而化脓也。(《长沙药解·卷三·桔梗》)

【主治】

以疮疽脓硬，必当排而行之，使肿消而脓化。而死肌腐化，全赖中气。(《长沙药解·卷三·桔梗》)

蒲灰散

【组成用法】

蒲灰散六十一

蒲灰半斤，滑石一斤。

上二味，杵为散，饮服方寸匕，日三服。(《金匮悬解·卷十一·内伤杂病·小便不利十三》)

蒲灰散，蒲灰半斤，滑石二斤。为散，饮服方寸匕，日三服。(《长沙药解·卷四·蒲灰》)

【方解】

蒲灰散，蒲灰咸寒而通淋涩，滑石淡渗而泻湿热也。(《金匮悬解·卷十一·内伤杂病·小便不利十三》)

【主治】

小便不利，蒲灰散主之，滑石白鱼散、茯苓戎盐汤并主之。

小便不利，以土湿木遏，郁而生热，热传己土，而入膀胱，是以小便黄赤。黄者，湿土之下传。赤者，君火之下郁也（君火胎于乙木，故木郁则生下热）。木气遏陷，泄而不通，故水道淋涩。(《金匮悬解·卷十一·内伤杂病·小便不利十三》)

厥而皮水者，蒲灰散主之。方在消渴。

水在皮肤，阻遏阳气，不得四达，故四肢厥冷。(《金匮悬解·卷十·内伤杂病·水气二十五》)

去桂加术汤

【组成用法】

去桂加白术汤十二

甘草二两，生姜一两半，大枣六枚，附子一枚（炮），白术一两。

上五味，以水三升，煮取一升，去滓，分温三服。一服觉身痹，半日许再服。三服都尽，其人如冒状，勿怪，即是术、附并走皮中逐水气，未得除故耳。(《金匮悬解·卷四·外感杂病·湿病十》)

去桂枝加白术汤百五

甘草二两，大枣十二枚，生姜三两，附子三枚（炮，去皮，破八片），白术四两。

于桂枝附子汤内去桂枝，加白术四两，余依前法。(《伤寒悬解·卷十三·伤寒类证·湿病八》)

【主治】

伤寒八九日，风湿相抟，身体疼烦，不能转侧，不呕不渴，脉浮虚而涩者，桂枝附子汤主之。如大便坚，小便自利者，去桂加白术汤主之。

若大便坚，小便自利者，则木达而疏泄之令行，湿不在下而在中，去桂枝之疏木，加白术以燥土也。(《金匮悬解·卷四·外感杂病·湿病十》)

人参汤

【组成用法】

人参汤百二十三

人参三两，白术三两，甘草三两，干姜三两。

上四味，以水八升，煮取三升，温服一升，日三服。(《金匮悬解·卷十六·内伤杂病·胸痹心痛五》)

【方解】

人参汤，参、术燥土而益气，姜、甘温中而缓急，亦主治之。(《金匮悬解·卷十六·内伤杂病·胸痹心痛五》)

【主治】

治胸痹心痞，气结在胸，胸满，胁下逆抢心。以中气虚寒，脾陷胃逆，戊土迫于甲木，则胸中痞结，己土逼于乙木，则胁下逆抢。(《长沙药解·卷一·人参》)

芍药甘草附子汤 ————————————●

【组成用法】

芍药甘草附子汤三十三

芍药三两，甘草三两（炙），附子一枚（炮，破八片）。

上三味，以水五升，煮取一升五合，去滓，温服。(《伤寒悬解·卷四·太阳经中篇·芍药甘草附子证二》)

芍药甘草附子汤三十三

芍药一两，甘草一两，附子一枚（炮）。

水五杯，煎杯半，分温三服。(《伤寒说意·卷二·太阳经坏病·汗后表虚漏泄恶风恶寒》)

【方解】

芍药甘草附子汤，芍药清风而敛营血，甘草培土而荣木气，附子暖水以补温气也。(《伤寒悬解·卷四·太阳经中篇·芍药甘草附子证二》)

【主治】

发汗病不解，反恶寒者，虚故也，芍药甘草附子汤主之。

汗泄血中温气，木郁阳陷，故表病不解，而反加恶寒。(《伤寒悬解·卷四·太阳经中篇·芍药甘草附子证二》)

芍药甘草汤 ————————————●

【组成用法】

芍药甘草汤十九

芍药四两，甘草四两（炙）。

上㕮咀，以水三升，煮取升半，去滓，分温再服。(《伤寒悬解·卷四·太阳经中篇·甘草干姜证三》)

芍药甘草汤十九

芍药一两四钱，甘草一两四钱。

水五杯，煎杯半，分温再服。(《伤寒说意·卷二·太阳经坏病·汗后亡阳》)

【方解】

芍药甘草汤与之，甘草舒筋而缓急，芍药清风而润燥，其脚自伸。(《伤寒悬解·卷四·太阳经中篇·甘草干姜证三》)

甘草补其土虚，芍药双清木火，以复津液也。(《长沙药解·卷二·芍药》)

【主治】

治太阳伤寒，脉浮汗出，心烦恶寒，小便数，脚挛急。以阳虚土弱，脾陷胃逆，相火不降而心烦，风木不升而恶寒。风木疏泄，上下失藏，故汗出而尿数。津液耗伤，筋脉焦缩，故腿足挛急。(《长沙药解·卷二·芍药》)

蛇床子散 ●━━━━━━━━━━━━━━

【组成用法】

蛇床子散百七十五

蛇床子。

上一味，末之，以白粉少许，和合相得，如枣大，绵裹内之，自然温。(《金匮悬解·卷二十二·妇人·杂病二十阴寒三十五》)

【主治】

妇人阴寒，温阴中坐药，蛇床子散主之。

妇人阴中寒冷，肾肝之阳虚也。宜以坐药，温其阴中。蛇床子散，去寒湿而暖水木也。(《金匮悬解·卷二十二·妇人·杂病二十阴寒三十五》)

射干麻黄汤

【组成用法】

射干麻黄汤百十七

射干十二枚，紫菀三两，款冬三两，五味半升，细辛三两，生姜四两，半夏半升，大枣七枚，麻黄四两。

上九味，以水一斗二升，先煮麻黄两沸，去上沫，内诸药，煮取三升，分温三服。(《金匮悬解·卷十五·内伤杂病·咳嗽上气十一》)

【方解】

射干麻黄汤，射干、紫菀、款冬、五味、细辛、生姜、半夏下冲逆而破壅塞，大枣补土而养脾精，麻黄发汗而泻表寒也。(《金匮悬解·卷十五·内伤杂病·咳嗽上气十一》)

紫菀清金润肺，止咳定喘，而兼善敛血。劳嗽吐血之证，因于肺逆而不敛，肺气清降，则血自敛矣。其诸主治：开喉痹，通小便，定喘促，破息贲，止吐血，住便血，疗肺痈，行脓血，皆清金降逆之力也。(《长沙药解·卷三·射干》)

【主治】

咳而上气，喉中水鸡声，射干麻黄汤主之。

风寒外闭，肺气郁阻，逆冲咽喉，泻之不及，以致呼吸堵塞，声如水鸡。此缘阳衰土湿，中气不运，一感外邪，里气愈郁，胃土上逆，肺无降路，而皮毛既阖，不得外泄，是以逆行上窍，冲塞如此。此即伤风齁喘之证。(《金匮悬解·卷十五·内伤杂病·咳嗽上气十一》)

升麻鳖甲去雄黄蜀椒汤

【组成用法】

升麻鳖甲去雄黄蜀椒汤三十一

升麻二两，鳖甲手指大一片（炙），甘草二两（炙），当归一两。

煎服依前法（以水四升，煮取一升，顿服之，老小再服，取汗即升麻鳖甲汤服法）。阴阳毒有表邪外束，故宜取汗。(《金匮悬解·卷六·外感杂病·阴毒一》)

【方解】

升麻鳖甲去雄黄蜀椒汤，升麻、甘草清咽喉而松迫结，鳖甲、当归破瘀瘀而滋风木也。(《金匮悬解·卷六·外感杂病·阴毒一》)

【主治】

毒之为病，面目青，身痛如被杖，咽喉痛，五日可治，七日不可治，升麻鳖甲去雄黄蜀椒汤主之。

阴毒之病，厥阴乙木之邪也。肝窍于目而色青，故面目青。足太阴之脉，上膈而挟咽，脾肝郁迫，风木冲击，故身与咽喉皆痛。(《金匮悬解·卷六·外感杂病·阴毒一》)

升麻鳖甲汤

【组成用法】

升麻鳖甲汤三十

升麻二两，鳖甲手指大一片（炙），甘草二两，当归一两，雄黄五钱（研），蜀椒一两（炒去汗）。

上六味，以水四升，煮取一升，顿服之，老小再服。取汗。(《金匮悬解·卷六·外感杂病·阳毒一》)

【方解】

升麻鳖甲汤，升麻、甘草清咽喉而松滞结，鳖甲、当归排脓血而决腐瘀，雄黄、蜀椒泻湿热而下逆气也。(《金匮悬解·卷六·外感杂病·阳毒一》)

鳖甲化瘀凝，消癥瘕而排脓血，其诸主治，下奔豚，平肠痈，疗沙淋，治经漏，调腰痛，敷唇裂，收口疮不敛，消阴头肿痛。(《长沙药解·卷二·鳖甲》)

【主治】

阳毒之为病，面赤斑斑如锦纹，咽喉痛，吐脓血，五日可治，七日不可治，升麻鳖甲汤主之。

阳毒之病，少阳甲木之邪也。相火上逆，阳明郁蒸，而生上热。其经自面下项，循喉咙而入缺盆，故面赤喉痛，而吐脓血。脏气相传，五日始周，则犹可治。七日经气已周，而两脏再伤，故不可治，《难经》所谓七传者死也(《五十二难》：假令心病传肺，肺传肝，肝传脾，脾传肾，肾传心，一脏不再伤，故言七传者死。七日肺肝再伤，故死也)。(《金匮悬解·卷六·外感杂病·阳毒一》)

升麻鳖甲汤，方在升麻。用之治阳毒、阴毒，以其消毒而散瘀也。(《长沙药解·卷二·雄黄》)

生姜半夏汤 ————————————————●

【组成用法】

生姜半夏汤八十一(此即小半夏汤，而分两不同)

生姜汁一升，半夏半斤。

上二味，以水三升，煮半夏，取二升，内生姜汁，煮取一升半，小冷，分四服，日三夜一。呕止，停后服。(《金匮悬解·卷十三·内伤杂病·呕吐二十二》)

【方解】

生姜、半夏降逆气而扫瘀浊也。(《长沙药解·卷一·生姜》)

【主治】

病人胸中似喘不喘，似呕不呕，似哕不哕，彻心中愦愦然无奈者，生姜半夏汤主之。

胸中似喘似呕似哕，又复不喘不呕不哕，彻心中愦愦然烦乱而无奈者，胃气上逆，浊气翻腾，温温泛泛，心绪作恶之象也。生姜半夏汤，降逆气而驱浊阴也。(《金匮悬解·卷十三·内伤杂病·呕吐二十二》)

生姜泻心汤 ●——

【组成用法】

生姜泻心汤四十九

生姜四两，半夏半升，黄芩一两，甘草三两（炙），黄连一两，人参三两，干姜一两，大枣十二枚。

上八味，以水一斗，煮取六升，去滓，再煎服三升，温服一升，日三服。(《伤寒悬解·卷五·太阳经下篇·生姜泻心汤证五》)

生姜泻心汤四十九

生姜一两四钱，人参七钱，甘草七钱，大枣十二枚，半夏一两七钱，干姜三钱六分，黄芩一两，黄连三钱五分。

水十杯，煮六杯，去渣，再煎取三杯，温服一杯，日三服。(《伤寒说意·卷三·太阳经坏病结胸痞证·泻心诸变》)

【方解】

生姜泻心汤，姜、甘、参、夏温补中气，以转枢机，芩、连清其胆火也。(《伤寒说意·卷三·太阳经坏病结胸痞证·泻心诸变》)

生姜泻心汤，生姜、半夏降其浊阴，黄芩、黄连清其心胆，姜、甘、参、

枣温补中气，以转枢轴也。(《伤寒悬解·卷五·太阳经下篇·生姜泻心汤证五》)

参、甘、姜、枣温补中气之虚寒，黄连、黄芩清泻上焦之郁热，半夏、生姜降浊气之冲逆，消痞硬而止哕噫也。(《长沙药解·卷一·生姜》)

【主治】

伤寒中风，医不解表，而反下之，败其中气，腹中雷鸣下利，日数十行，完谷不化，心下痞满，干呕心烦，不得安静。医见心下之痞，以为热结在中，下之未尽，乃复下之，中气更败，其痞愈甚。不知此非结热，但以中脘虚亏，不能制伏阴邪，客气上逆，故成硬满。宜甘草泻心汤，甘、枣、姜、夏温补胃气而降浊阴，芩、连清其胆火也。

若伤寒汗出解后，胃中气不调和，心下痞硬，干噫食臭，胁下有水气，腹中雷鸣下利者，此甲木克土，土虚不能制水，水郁胆部，而积于胁下，水合木邪，以贼中气，脾土陷泄而胃土逆塞也。宜生姜泻心汤，姜、甘、参、夏温补中气，以转枢机，芩、连清其胆火也。(《伤寒说意·卷三·太阳经坏病结胸痞证·泻心诸变》)

伤寒，汗出解之后，胃中不和，心下痞硬，干噫食臭，胁下有水气，腹中雷鸣下利者，生姜泻心汤主之。

伤寒，汗出解后，胃中不和，心下痞硬。水谷不消，陈宿停留，浊气冲胸，而干呕食臭。胆邪克土，土虚不能制水，水郁胆部，而积于胁下。土败木贼，阴气激宕，腹中雷鸣，而病下利者。(《伤寒悬解·卷五·太阳经下篇·生姜泻心汤证五》)

十枣汤

【组成用法】

十枣汤四十八

大枣十枚，芫花、甘遂、大戟。

上三味，等分，各捣筛为散，以水一升半，先煮大枣肥者十枚，取八合，去滓，内诸药末，强人服一钱匕，羸人服半钱，平旦温服。若下少病不除者，明日更服，加半钱。得快下利后，糜粥自养。(《伤寒悬解·卷五·太阳经下篇·十枣汤证四》)

【方解】

十枣汤，大枣保其脾精，芫、遂、大戟泻其水饮也。(《伤寒悬解·卷五·太阳经下篇·十枣汤证四》)

大戟破气泻水，兼化老血癥瘀，通经脉结闭，散颈腋痈肿，洗脚气肿痛之病，胥有捷效。(《长沙药解·卷四·大戟》)

【主治】

太阳中风，下利呕逆，表解者，乃可攻之。其人漐漐汗出，发作有时，头痛，心下痞硬满，引胁下痛，干呕短气，汗出不恶寒者，此表解里未和也，十枣汤主之。

太阳中风，下利呕逆，是有水湿在内，于法可攻，然必表邪外解，乃可攻之。其人内有水气，格阳于外，气蒸窍泄，漐漐汗出者，而阴阳胜复，发作有时。水饮阻格，浊气不降，头为之痛。阴邪上填，心下痞结硬满，而引胁下疼痛。胃气上逆，而生干呕。肺气上逆，而苦短气。使非水饮郁格，何以至此！若其漐漐汗出而不复恶寒者，是表邪已解而里气未和也。(《伤寒悬解·卷五·太阳经下篇·十枣汤证四》)

十枣汤，_{方在大枣。}用之治心胁痞痛，下利呕逆者，治悬饮内痛，脉沉而弦者，以其破结而驱饮也。(《长沙药解·卷四·大戟》)

夫有支饮家，咳烦胸中痛者，不卒死，至一百日或一岁，宜十枣汤。

咳烦胸痛者，支饮阻格，胆肺不降也，其病虽久，而支饮未去，犹宜十枣汤也。(《金匮悬解·卷十四·内伤杂病·痰饮咳嗽三十》)

咳家，其脉弦，为有水，十枣汤主之。

咳家脉弦，此为有水，缘湿旺木郁，是以脉弦，疏泄不行，是以有水。宜

十枣汤，补土而泻水也。(《金匮悬解·卷十四·内伤杂病·痰饮咳嗽二十九》)

脉沉而弦者，悬饮内痛，病悬饮者，十枣汤主之。

水寒木郁，则脉沉而弦，法当悬饮在胁，咳唾引痛。病悬饮者，木旺土虚，不能行水，宜扶土而泻水。(《金匮悬解·卷十四·内伤杂病·痰饮十九》)

痞证阴阳格拒，寒热逼蒸，则生水气，所谓阴阳交，则生湿也。

太阳中风，而有下利呕逆之证，是水旺土湿，胃逆而为呕，脾陷而为利也。是宜攻其水，然必表解者，方可攻之。

若其湿邪郁阻，浊气升塞，头痛干呕短气，心胁痞硬作疼，而外则汗出而不恶寒者，是表解里未和也。宜十枣汤，大枣培土，芫、遂、大戟泻其里水也。(《伤寒说意·卷三·太阳经坏病结胸痞证·泻水排饮》)

蜀漆散 ●

【组成用法】

蜀漆散十七

蜀漆(洗，去腥)，云母(烧二日夜)，龙骨等分。

上三味，杵为散，未发前以浆水服半钱匕。温疟加蜀漆半分，临发时服一钱匕。(《金匮悬解·卷五·外感杂病·疟病三》)

【方解】

蜀漆散，云母除其湿寒，龙骨收其浊瘀，蜀漆排决积滞，以达阳气也。(《金匮悬解·卷五·外感杂病·疟病三》)

【主治】

疟多寒者，名曰牝疟，蜀漆散主之。

疟论：疟先寒而后热者，夏伤于暑，腠理开发，因遇夏气凄沧之水寒，藏于腠理皮肤之中，秋伤于风，则病成矣。夫寒者，阴气也，风者，阳气也，先伤于寒而后伤于风，故先寒而后热也。病以时作，名曰寒疟。

先寒后热，缘阳为阴束，故闭藏而为寒，阳气鼓发，故郁蒸而为热。阳虚不能遽发，故寒多而热少。阳败而不发，则纯寒而无热。疟多寒者，阴盛而阳虚也，是其寒邪凝瘀，伏于少阳之部。(《金匮悬解·卷五·外感杂病·疟病四》)

薯蓣丸 ●

【组成用法】

薯蓣丸三十六

薯蓣三十分，麦冬六分，桔梗五分，杏仁六分，当归十分，阿胶七分，芍药六分，干地黄十分，大枣百枚（为膏），人参七分，甘草二十八分，白术六分，茯苓五分，神曲十分，干姜三分，柴胡五分，白蔹二分，桂枝十分，防风六分，豆黄卷十分（以黑豆芽为正），芎䓖六分。

上二十一味，末之，炼蜜和丸，如弹子大，空腹酒服一丸，一百丸为剂。(《金匮悬解·卷七·内伤·虚劳十四》)

【方解】

肺主收敛，薯蓣敛肺而保精，麦冬清金而宁神，桔梗、杏仁破壅而降逆，以助辛金之收敛。肝主生发，归、胶滋肝而养血，地、芍润木而清风，芎䓖、桂枝疏郁而升陷，以助乙木之生发。土位在中，是为升降金木之枢，大枣补己土之精，人参补戊土之气，苓、术、甘草培土而泻湿，神曲、干姜消滞而温寒，所以理中而运升降之枢也。木位在左，是为克伤中气之贼，柴胡、白蔹泻相火而疏甲木，黄卷、防风燥湿土而达乙木，所以剪乱而除中州之贼也。(《金匮悬解·卷七·内伤·虚劳十四》)

【主治】

虚劳诸不足，风气百疾，薯蓣丸主之。

虚劳之病，率在厥阴风木一经。肝脾阳虚，生气不达，木郁风动，泄而不

藏，于是虚劳不足，百病皆生。(《金匮悬解·卷七·内伤·虚劳十四》)

薯蓣丸方。用之治虚劳，风气百病，以其燥湿而达水郁也。(《长沙药解·卷二·防风》)

薯蓣丸，方在薯蓣，用之治虚劳百病，以其调中而消滞也。(《长沙药解·卷一·神曲》)

薯蓣丸，方在薯蓣。用之治虚劳，风气百疾，以其泻肝胆之郁热也。(《长沙药解·卷二·白蔹》)

四逆加人参汤 ─────────────────────●

【组成用法】

四逆加人参汤百九

甘草二两，干姜一两五钱，附子一枚（生用，去皮，破八片），人参一两。

于四逆汤内加人参一两，余依前法。(《伤寒悬解·卷十三·伤寒类证·霍乱九》)

【方解】

四逆汤暖补水土，加人参以益血中之温气也。(《长沙药解·卷一·人参》)

【主治】

恶寒脉微而复和，利止，亡血也，四逆加人参汤主之。

阳虚则恶寒脉微，而脉复和而无邪，利必止矣。而利泄血中温气，则气既脱而血亦亡也。气血俱虚，阴阳未尝偏胜，故脉虽微而复和。(《伤寒悬解·卷十三·伤寒类证·霍乱九》)

四逆散

【组成用法】

四逆散九十二

甘草、枳实（破，水浸，炙）、柴胡、芍药等分。

研，饮服方寸匕，日三服。（《伤寒说意·卷九·少阴经·下利》）

四逆散九十二

甘草（炙）、枳实（破，水渍，炙）、柴胡、芍药。

上四味，各十分，捣筛，白饮和服方寸匕，日三服。（《伤寒悬解·卷十一·少阴脏病·四逆散证二十一》）

【方解】

四逆散，甘草、枳实补中而泻土郁，柴胡、芍药疏木而清风燥也。（《伤寒说意·卷九·少阴经·下利》）

柴、芍清其风木，甘草补其中气，枳实泻其痞满也。（《长沙药解·卷一·甘草》）

【主治】

少阴病，四逆，其人或咳，或悸，或小便不利，或腹中痛，或泄利下重者，四逆散主之。

寒水侮土，四肢厥逆。其人或肺逆而为咳，或木郁而为悸，或土湿木遏而小便不利，或寒气凝滞而腹中痛，或清气沉陷而泄利下重者，是皆土郁而木贼也。（《伤寒悬解·卷十一·少阴脏病·四逆散证二十一》）

咳者，加五味、干姜各五分，并主下利。（《长沙药解·卷三·薤白》）

治少阴病，四逆者。以水寒木枯，郁生风燥，侵克脾土，中气痞塞，不能四达。（《长沙药解·卷一·甘草》）

四逆汤 ————————————————●

【组成用法】

四逆汤七十六

甘草七钱（炙），干姜三钱五分，附子一枚（生用，去皮，破八片）。

水三杯，煎半杯，温服。强人可大附子一枚，干姜一两。（《伤寒说意·卷八·太阴经·太阴四逆汤证》）

四逆汤七十六

甘草二两（炙），干姜一两半，附子一枚（生用，去皮脐，破八片）。

上三味，㕮咀，以水三升，煮取一升二合，去滓，分温再服。强人可大附子一枚，干姜三两。（《伤寒悬解·卷十·太阴全篇·太阴脏病四逆证二》）

【方解】

附子温补其肾水，姜、甘温补其脾土也。脾主四肢，脾土湿寒，不能温养四肢，则手足厥冷。四肢温暖为顺，厥冷为逆，方以甘草而君姜、附，所以温中而回四肢之逆，故以四逆名焉。治少阴病，膈上有寒饮，干呕者。以其肾水上凌，火土俱败，寒饮泛溢，胃逆作呕。姜、甘、附子温补水土而驱寒饮也。治厥阴病，汗出，外热里寒，厥冷下利，腹内拘急，四肢疼者。以寒水侮土，木郁贼脾，微阳不归，表里疏泄，姜、甘、附子温补水土，以回阳气也。（《长沙药解·卷一·甘草》）

咳者，加五味、干姜。（《长沙药解·卷一·干姜》）

【主治】

少阴病，脉微细沉数，此里气之实，不可发汗。凡一见脉沉，当急温之，宜四逆汤也。（《伤寒说意·卷九·少阴经·少阴里证》）

少阴病，饮食入口即吐，心中温温欲吐，复不能吐，始得之，手足寒，脉弦迟者，此胸中实，不可下也，当吐之。若膈上有寒饮，干呕者，不可吐也，急温之，宜四逆汤。

入口即吐者，新入之饮食；心中温温欲吐，复不能吐者，旧日之痰涎。此先有痰涎在胸，故食入即吐，而宿痰胶滞，故不能吐。温温者，痰阻清道，君火郁遏，浊气翻腾之象也。手足寒者，阳郁不能四达也。阳衰湿旺，是以脉迟。土湿木郁，是以脉弦。此胸中邪实，不可下也。腐败壅塞，法当吐之。若膈上有寒饮，干呕，则土败胃逆，不可吐也，当急温之，宜四逆汤。（《伤寒悬解·卷十一·少阴脏病·四逆证十五》）

病发热头痛，脉反沉，不差，身体疼痛，当温其里，宜四逆汤。

发热头痛，是太阳表证，脉应见浮，乃脉反沉，是已入太阴之脏。若脉沉，不差，虽身体疼痛，表证未解，然当先温其里，宜四逆汤。甘草培其土，干姜温其中，附子温其下也。（《伤寒悬解·卷十·太阴全篇·太阴脏病四逆证二》）

治太阴伤寒，脉沉腹胀，自利不渴者。以寒水侮土，肝脾俱陷，土被木贼，是以腹胀下利。（《长沙药解·卷一·甘草》）

阳明病，胃阳旺者，则当能食，至燥矢结塞，胃气上逆，乃呕不能食，若初传胃腑，即不能食，是阳虚而胃寒也。再见小便不利，而手足汗出，是湿寒凝滞，阳不内藏，而发泄于四肢也。四肢为诸阳之本，故阳虚内寒之家，手足常多冷汗。湿寒积聚，必作固瘕。固瘕者，瘕块坚固，石硬不软，湿寒渐结，日久而成。人之便后凝白寒滑，成块而下者，即瘕之未固而后行者也。此其大便，必初硬后溏，以胃气虚冷，不能蒸水化气，水谷不别，合同而下，故成溏粪也。

凡阳明病，脉浮而迟，便是表热里寒，而见下利清谷者，宜四逆汤，温其胃寒。（方在"太阴"）。若不温里，而反饮冷水，以助其寒，胃气上逆，必生呕哕。若大吐大下后，阳虚汗出，医见其外热，或以为表证未解，复与之水，以发其汗，或以为里热未清，误以凉药攻之，土败胃逆，俱发哕噫。缘其胃中寒冷，不堪凉泻之味伐其微阳也。

若哕噫而见腹满，便具太阴之证，其前后二窍，定有不利之处。盖木主疏泄，脾土湿陷，肝木莫达，疏泄不行，故二窍不利。湿无泄路，己土郁胀，是以腹满。浊气不得下达，故冲逆而生哕噫。视其前后不利之部，通其郁塞，则

湿消滞散，满减哕除矣。(《伤寒说意·卷五·阳明经虚证·溏泄哕噫》)

下利腹胀满，身体疼痛者，先温其里，乃攻其表，温里宜四逆汤，攻表宜桂枝汤。

下利而腹又胀满，是太阴脏病，腹满自利之证俱见矣，而其身体疼痛者，又有太阳经病，是当先温其里，乃攻其表。温里宜四逆汤以驱寒，攻表宜桂枝汤以驱风，里温则发汗不虑其亡阳矣。此与太阳伤寒，医下之，续得下利清谷章法同。(《伤寒悬解·卷十·太阴全篇·四逆桂枝证四》)

凡呕而脉弱，身有微热，四肢厥逆，而小便复利者，此土败胃逆，微阳不归，最为难治。宜四逆汤，以温中下也。(《伤寒说意·卷十·厥阴经·呕吐》)

大汗出，热不去，内拘急，四肢疼，又下利厥逆而恶寒者，四逆汤主之。

伤寒，表寒闭其内热，大汗既出，热应解矣，若大汗出而热不去，此阳亡而不归也。里阴盛则内拘急，表阳虚则四肢疼，又下利厥逆而恶寒者，火土双败，宜主四逆。(《伤寒悬解·卷十二·厥阴经全篇·四逆证二十二》)

吐利汗出，发热恶寒，四肢拘急，手足厥冷者，四逆汤主之。方在太阴三。

火土双败，表里之阳俱虚，故用四逆。(《伤寒悬解·卷十三·伤寒类证·霍乱六》)

伤寒本当发汗……若桂、附发汗后，不用姜、甘回阳，而重发其汗，或加烧针，大亡其阳，当用四逆汤，以温水土，姜、甘无济矣。(《伤寒说意·卷二·太阳经坏病·汗后亡阳》)

酸枣仁汤 ⚫

【组成用法】

酸枣汤三十七

酸枣仁二升，知母二两，芎劳二两，甘草一两，茯苓二两。

上五味，以水八升，煮酸枣仁，取六升，内诸药，煮取三升，分温三服。（《金匮悬解·卷七·内伤·虚劳十五》）

酸枣仁汤，酸枣仁二升，甘草一两，茯苓二两，芎劳二两，知母二两。（《长沙药解·卷二·枣仁》）

【方解】

酸枣汤，甘草、茯苓培土而泻湿，芎劳、知母疏木而清烦，酸枣敛神魂而安浮动也。（《金匮悬解·卷七·内伤·虚劳十五》）

【主治】

虚劳虚烦不得眠，酸枣汤主之。

土湿胃逆，相火升泄，是以虚烦，不得眠睡。（《金匮悬解·卷七·内伤·虚劳十五》）

治虚劳虚烦不得眠。以土湿胃逆，君相郁升，神魂失藏，故虚烦不得眠睡。（《长沙药解·卷二·枣仁》）

桃花汤

【组成用法】

桃花汤九十六

干姜一两，粳米一杯，赤石脂五两六钱（一半生用，一半研末）。

水七杯，煮米熟，用汤大半杯，入赤石脂末方寸匕，日三服。一服愈，余勿服。（《伤寒说意·卷九·少阴经·下利脉微》）

桃花汤九十六

粳米一升，干姜三两，赤石脂一斤（一半煮用，一半筛末）。

上三味，以水七升，煮米令熟，去滓，温服七合，内石脂末方寸匕，日三服。若一服愈，余勿服。（《伤寒悬解·卷十一·少阴脏病·桃花汤证二十五》）

【方解】

桃花汤，粳米补土而泻湿，干姜温中而驱寒，石脂敛肠而固脱也。（《金匮悬解·卷十三·内伤杂病·下利二十五》）

【主治】

少阴病，二三日至四五日，腹痛，小便不利，下利不止，便脓血者，桃花汤主之。

二三日以至四五日，水寒土湿，愈久愈盛，脾陷肝郁，二气逼迫，是以腹痛。木郁不能行水，故小便不利。木愈郁而愈泄，水道不通，则谷道不敛，故下利不止。木郁血陷，寒湿腐败，风木摧剥，故便脓血。（《伤寒悬解·卷十一·少阴脏病·桃花汤证二十五》）

桃仁承气汤 ●

【组成用法】

桃核承气汤十四

桃仁五十枚（去皮尖），大黄一两四钱，芒硝七钱，甘草七钱（炙），桂枝七钱（去皮）。

水七杯，煮煎二杯半，去渣，入芒硝，微沸，温服半杯，日三服。当微利。（《伤寒说意·卷一·太阳经·太阳风寒抵当汤证》）

桃核承气汤十四

桃仁五十枚（去皮尖），桂枝二两（去皮），甘草二两（炙），大黄四两，芒硝二两。

上五味，以水七升，煮取二升半，去滓，内芒硝，更上火微沸，下火，先食温服五合，日三服。当微利。（《伤寒悬解·卷三·太阳经上篇·桃仁承气证一》）

桃核承气汤，桃仁五十枚，甘草，桂枝，芒硝各一两，大黄四两。（《长沙

药解·卷二·桃仁》)

【方解】

桃核承气汤，桂枝、桃仁通经而破血，大黄、芒硝下瘀而泻湿，甘草保其中气也。(《伤寒悬解·卷三·太阳经上篇·桃仁承气证一》)

【主治】

太阳病不解，热结膀胱，其人如狂，血自下，下者愈，其外不解者，尚未可攻，当先解外，外解已，但小腹急结者，乃可攻之，宜桃核承气汤。

太阳病，表证不解，经热内蒸，而结于膀胱。膀胱者，太阳之腑，水腑不清，膀胱素有湿热，一因表郁，腑热内发，故表热随经而深结也。热结则其人如狂，缘膀胱热结，必入血室，血者心所主，胎君火而孕阳神，血热则心神扰乱，是以狂作也。若使瘀血自下，则热随血泄，不治而愈，不下则宜攻之。如其外证不解者，尚未可攻，攻之恐表阳内陷，当先解外证。外证已除，但余小腹急结者，乃可攻之。(《伤寒悬解·卷三·太阳经上篇·桃仁承气证一》)

调胃承气汤

【组成用法】

调胃承气汤五十七

大黄三两（清酒浸，去皮），甘草二两（炙），芒硝半斤。

上三味，㕮咀，以水三升，煮取一升，去滓，内芒硝，更上火微煮，令沸，少少温服。(《伤寒悬解·卷六·阳明经上篇·阳明腑病调胃承气证一》)

调胃承气汤五十七

大黄一两（酒浸，去皮），甘草七钱，芒硝二两八钱。

水三杯，煎一杯，去滓，入芒硝，煮化，少少温服。(《伤寒说意·卷四·阳明经·阳明腑证》)

【方解】

方其蒸蒸发热之时，早以甘草保其中，硝、黄泻其热，胃气调和，则异日之腑证不成也。(《长沙药解·卷一·甘草》)

【主治】

伤寒十三日不解，过经谵语者，以有热也，当以汤下之。若小便利者，大便当硬，而反下利，脉调和者，知医以丸药下之，非其治也。若自下利者，脉当微厥，今反和者，此为内实也，调胃承气汤主之。

十三日，已过再经之期，而作谵语，是有内热，当下。若小便利者，其便当硬，而反下利，而脉又调和者，知医以丸药下之，内热未泄，非其治也。若内虚而自下利者，脉当微厥而不调（《脉法》：厥者，初来大，渐渐小，更来渐渐大是也）。今反调和者，此为内实也。内实宜汤不宜丸，当服调胃承气汤也。(《伤寒悬解·卷六·阳明经上篇·调胃承气证十五》)

太阳病，过经十余日，心中温温欲吐，而胸中痛，大便反溏，腹微满，郁郁微烦，先此时自极吐下者，与调胃承气汤（方在阳明二十）。若不尔者，不可与。但欲呕，胸中痛，微溏者，此非柴胡证，以呕故知极吐下也。

太阳病，过经十余日，应不在少阳，其心中温温欲吐，而胸中痛，大便反溏，腹微满，郁郁微烦，又似少阳柴胡证（胃土迫于胆木，其见证如此）。岂有少阳证如此之日久者？若先此时自已曾极吐下者，则是少阳之传阳明，少阳之经证微在，阳明之腑证已成，可与调胃承气汤，无事柴胡也。以少阳之传阳明，经迫腑郁，必见吐下。大柴胡证吐下盛作，正是少阳阳明经腑双病之秋，故大柴胡柴胡与承气并用，双解经腑之邪。此已吐下在先，仅存欲吐便溏，止是少阳余波，故不用柴胡，而用承气。若非由自极吐下而得者，便是太阴证，不可与承气也。所以知其自吐下来者，以今日之欲吐与便溏，少阳之余波犹在故也。(《伤寒悬解·卷八·少阳经上篇·调胃承气证十四》)

太阳病三日，发汗不解，蒸蒸发热者，属胃也，调胃承气汤主之。太阳病，二日阳明，三日少阳，此但传经络而不入脏腑，发汗则解矣。乃当三日少阳之期，发汗不解，而反蒸蒸发热者，此不在经，而在胃也。宜早以调胃承气

调之，免后此之用大承气。此大承气之初证也。(《伤寒悬解·卷六·阳明经上篇·阳明腑病调胃承气证一》)

太阳病未解，脉阴阳俱停，必先振栗，汗出而解。但阳脉微者，先汗出而解，但阴脉微者，下之而解。若欲下之，宜调胃承气汤。

太阳表证未解，脉忽尺寸俱停止而不动者，此气虚不能外发，营卫郁闭之故也，顷之必先振栗战摇，而后汗出而解。其未停止之先，尺寸之脉，必有大小不均。若但寸脉微弱者，是阳郁于下，必阳气升发，汗出而后解，此先振栗而后汗出者也。若但尺脉微弱者，是阴虚肠燥，下窍堵塞，得汗不解，必下之通其结燥，使胃热下泄而后解。阳明病，腑热蒸发，则汗出表解，今太阳病表证未解，是内热未实，此时若欲下之，宜于汗后用调胃承气，硝、黄、甘草调其胃腑之燥热也。(《伤寒悬解·卷三·太阳经上篇·桂枝证十一》)

阳明病，自经传腑之始，发表宜彻，汗出不彻，则经热郁蒸，自表传里。阳气拂郁，不得汗泄，身热面赤，烦躁短气，疼痛不知处所，乍在腹中，乍在四肢，此必入胃腑。若以表药发之，汗出热退，犹可不成腑证，迟则传腑，而成承气汤证，较之在经，顺逆攸分矣。缘其里阳素盛，而皮毛不开，经热莫泄，则腑热续发，表里感应，自然之理也。

究其由来，或失于发表，或发表而汗出不彻，或发汗利水，津亡土燥，皆能致此。其自太阳来者，寒水之衰也，谓之太阳阳明。自少阳来者，相火之旺也，谓之少阳阳明。自阳明本经来者，谓之正阳阳明，全缘燥金之盛也。

其始腑热未盛，犹见恶寒，及其腑热已盛，则恶寒自罢。内热蒸发，汗出表退，风寒悉去，全是一团燥火内燔。俟其手足汗流，脐腹满痛，日晡潮热，烦躁谵语，喘满不卧，则大便已硬，当服下药。轻者用调胃承气汤，早和胃气，不令燥结，其次用小承气汤，重者用大承气汤，下其结粪，以泻胃热也。(《伤寒说意·卷四·阳明经·阳明腑证》)

阳明病，不吐不下，心烦者，可与调胃承气汤。

不因吐下，而心烦者，胃阳原盛，所谓正阳阳明也。燥土耗伤津液则烦，心烦即谵语之根，甚则谵语。此亦大承气之初证也。(《伤寒悬解·卷六·阳明

经上篇·调胃承气证五》）

发汗后，恶寒者，虚故也，不恶寒，反恶热者，实也，当和胃气，与调胃承气汤。方在阳明二十。

阳虚之人，汗则亡阳，阴虚之人，汗则亡阴。汗后恶寒者，气泄而阳虚故也，故防入少阴，不恶寒，反恶热者，津伤而阳实故也，是已入阳明，将成大承气证。宜早以调胃承气和其胃气，预夺其实也。（《伤寒悬解·卷四·太阳经中篇·调胃承气证九》）

阳虚之人，汗则亡阳，阴虚之人，汗则亡阴。汗后恶寒者，阳亡而表虚也，不恶寒而恶热者，阴亡而里实也，宜早以调胃承气，清其里热也。（《伤寒说意·卷二·太阳经坏病·汗后恶热》）

葶苈大枣泻肺汤 ————————————————●

【组成用法】

葶苈大枣泻肺汤百十二

葶苈（熬令黄色，捣，丸如弹子大），大枣十二枚。

上，先以水三升煮枣，取二升，去枣，内葶苈，煮取一升，顿服。（《金匮悬解·卷十五·内伤杂病·肺痈五》）

【方解】

葶苈大枣泻肺汤，大枣补脾精而保中气，葶苈破肺壅而排脓秽也。（《金匮悬解·卷十五·内伤杂病·肺痈五》）

【主治】

肺痈，喘不得卧，葶苈大枣泻肺汤主之。

肺痈，喘不得卧，肺郁而气逆也。此缘土虚湿旺，浊气痞塞，腐败瘀蒸，肺无降路。（《金匮悬解·卷十五·内伤杂病·肺痈五》）

治支饮，喘不得息。饮阻肺津下降之路，肺气壅碍，喘不得息。大枣补脾精而保中气，葶苈泻肺壅而决支饮也。

又治肺痈，喘不得卧者。以土湿胃逆，浊气痞塞，腐败瘀蒸，化而为脓。肺气阻格，喘不得卧。（《长沙药解·卷四·葶苈》）

通脉四逆加猪胆汁汤

【组成用法】

通脉四逆加猪胆汁汤百八

甘草三两（炙），干姜三两，附子大者一枚，猪胆汁半合。

于通脉四逆方内加猪胆汁半合，余依前法服。如无猪胆，以羊胆代之。（《伤寒悬解·卷十三·伤寒类证·霍乱八》）

【主治】

吐已下断，汗出而厥，四肢拘急不解，脉微欲绝者，通脉四逆加猪胆汁汤主之。

吐利俱止，气泄里寒，经阳虚败，则汗出而厥，四肢拘急，而脉微欲绝。通脉四逆温补火土，以通经脉，猪胆汁清上热而止汗出也，汗出因阳升而上热故也。（《伤寒悬解·卷十三·伤寒类证·霍乱八》）

通脉四逆汤

【组成用法】

通脉四逆汤九十三

甘草一两，干姜一两（强人可一两四钱），附子大者一枚（生用）。

水三杯，煎杯半，分温再服。（《伤寒说意·卷九·少阴经·下利脉微》）

通脉四逆汤八十五

甘草二两（炙），干姜三两（强人可四两），附子大者一枚（生用）。

上三味，以水三升，煮取一升二合，去滓，分温再服。（《金匮悬解·卷十三·内伤杂病·下利十五》）

通脉四逆汤九十三，此即四逆汤，而分两不同。

甘草三两（炙），干姜三两（强人可四两），附子大者一枚（生用，去皮，破八片）。

上三味，以水三升，煮取一升二合，去滓，分温再服。（《伤寒悬解·卷十一·少阴脏病·通脉四逆证二十二》）

【方解】

姜、甘、附子温补里气而益四肢之阳也。治厥阴病，下利清谷，里寒外热，汗出而厥者。以水土寒湿，木郁贼脾，微阳不敛，表里疏泄。姜、甘、附子温暖水土，以达木郁也。（《长沙药解·卷一·甘草》）

【主治】

少阴病，下利清谷，里寒外热，手足厥逆，脉微欲绝，身反不恶寒，其人面色赤，或腹痛，或干呕，或咽痛，或利止脉不出者，通脉四逆汤主之。其脉即出者愈。

下利清谷，里寒外热，手足厥逆，脉微欲绝，阴旺阳虚。设见恶寒，则阳败而无生望，若身反不恶寒，其人面见赤色，或风木贼土而腹痛，或浊气上逆而干呕，或滞气冲击而咽痛，或下利虽止而脉微欲绝不出者，是阳弱而气郁也。通脉四逆汤，姜、甘温中而培土，附子暖下而回阳。服之其脉即出者，是阳回而气达，其病当愈，以其阳微欲绝，而实原未尝绝也。（《伤寒悬解·卷十一·少阴脏病·通脉四逆证二十二》）

通脉四逆汤，方在甘草。治少阴病，下利脉微。（《长沙药解·卷三·葱白》）

治霍乱吐下既止，汗出而厥，四肢拘急，脉微欲绝者。以相火逆升，汗孔疏泄，猪胆汁清相火而止汗也。（《长沙药解·卷二·猪胆汁》）

土瓜根散

【组成用法】

土瓜根散百六十九

土瓜根三分，䗪虫三分，桂枝三分，芍药三分。

上四味，杵为散，酒服方寸匕，日三服。(《金匮悬解·卷二十二·妇人·杂病九》)

【方解】

土瓜根散，桂枝、芍药达木而清风，土瓜根、䗪虫破瘀而行血也。(《金匮悬解·卷二十二·妇人·杂病九》)

【主治】

带下，经水不利，少腹满痛，经一月再见者，土瓜根散主之。

妇人带下，经水不利，此以血瘀而不流也。血瘀木陷，不得升达，则少腹满痛。木陷风生，经水疏泄，则一月再见。(《金匮悬解·卷二十二·妇人·杂病九》)

阴㿗肿，亦主之。(《金匮悬解·卷二十二·妇人·杂病九》)

王不留行散

【组成用法】

王不留行散百四十九

王不留行十分（八月八日采，烧），甘草十分，厚朴二分，黄芩二分，芍药二分，蒴藋细叶十分（七月七日采，烧），桑东南根白皮十分（三月三日采，烧），干姜二分，川椒三分（除目，闭口，去汗）。

上九味，桑皮、蒴藋、王不留行三味烧灰存性，勿令灰过，各别捣筛，合治之为散，服方寸匕。小疮则粉之，大疮但服之，产后亦可服。烧灰三物，皆

阴干百日。(《金匮悬解·卷十九·外科·金疮六》)

王不留行散，王不留行十分，蒴藋细叶十分，桑东南根白皮十分，甘草十八分，厚朴二分，川椒三分，干姜二分，黄芩二分，芍药二分。(《长沙药解·卷二·王不留行》)

【方解】

王不留行散，甘草补中，厚朴行滞，椒、姜暖血而扶阳，芩、芍清肝而息风，蒴藋细叶行瘀而化凝，桑根、王不留行通经而止血也。(《金匮悬解·卷十九·外科·金疮六》)

甘草培其中气，厚朴降其浊阴，椒、姜补温气而暖血，芩、芍清乙木而息风，蒴藋化凝而行瘀，桑根、王不留行通经而止血也。(《长沙药解·卷二·王不留行》)

【主治】

病金疮，王不留行散主之。

金疮失血，温气外亡，乙木寒湿，必生风燥。(《金匮悬解·卷十九·外科·金疮六》)

王不留行散，方在王不留行。用之，治病金疮，以其清肺而敛血也。(《长沙药解·卷三·桑根白皮》)

温经汤 ———————————————————————●

【组成用法】

温经汤百六十八

当归二两，芎藭二两，芍药二两，阿胶二两，桂枝二两，丹皮二两，半夏一两，麦冬一两（去心），人参二两，甘草二两，干姜二两，茱萸三两。

上十二味，以水一斗，煮取三升，分温三服。(《金匮悬解·卷二十二·妇人·杂病八带下二十六》)

【方解】

温经汤，归、胶、芍药养血而清风，丹、桂、芎䓖破瘀而疏木，半夏、麦冬降逆而润燥，甘草、人参补中而培土，茱萸、干姜暖血而温经也。(《金匮悬解·卷二十二·妇人·杂病八带下二十六》)

【主治】

兼治崩中去血，或月水来过多，或至期不来。(《金匮悬解·卷二十二·妇人·杂病八带下二十六》)

温经汤，方在茱萸。用之治妇人带下，瘀血在腹，腹满里急，下利不止。(《长沙药解·卷二·芎䓖》)

问曰：妇人年五十所，病下利数十日不止，暮即发热，少腹里急，腹满，手掌烦热，唇口干燥，何也？师曰：此病属带下。何以故？曾经半产，瘀血在少腹不去。何以知之？其证唇口干燥，故知之。当以温经汤主之。

妇人年五十所，病下利数十日不止，脾土湿陷而风木疏泄也。土湿水寒，暮而阳不内敛，是以发热。乙木郁陷，不得升达，故腹满里急。手厥阴之脉，行手掌而上中指，手少阴之脉，行手掌而走小指，下寒而君相之火不根于水，故手掌烦热。阴精脱泄，肺津枯槁，故唇口干燥。此属带下之证，以曾经半产，瘀血在少腹不去，阴精不能上济，故少阴失其闭藏，厥阴行其疏泄，下流而为带也。盖神藏于心，精藏于肾，半产之家，肾气虚寒，瘀血凝涩，结于少腹，阻格阴阳交济之露，故阴精流溢下脱，而为带证。《素问·骨空论》：任脉为病，男子内结七疝，女子带下瘕聚。以任者，诸阴之统任，任中阳秘，则能受妊，任脉寒冷，阴精失温，凝聚则为瘕，流溢则为带。阴精之不脱者，带脉横束，环腰如带，为之收引也，水寒木陷，带脉不引，故谓之带下。何以知其为带下也？其证唇口干燥，是阴精之下脱而不上济，故知之也。带下之病，下寒上热，下寒故下利里急，上热故烦热干燥，此当温肾肝两经之下寒。(《金匮悬解·卷二十二·妇人·杂病八带下二十六》)

文蛤散

【组成用法】

文蛤散十二

文蛤一两七钱。

为末，沸汤半杯，合服一汤匙。(《伤寒说意·卷一·太阳经·太阳伤寒五苓散证》)

文蛤散十二

文蛤五两。

上一味，杵为散，以沸汤五合和，服方寸匕。(《伤寒悬解·卷三·太阳经上篇·五苓散三》)

【方解】

若寒邪上逆，实结胸膈，肺郁生热，而外无热证，则表邪已退，宜与小陷胸汤，黄连、栝蒌泻热而涤郁，半夏降逆而开结也。(《伤寒悬解·卷三·太阳经上篇·五苓散三》)

文蛤清金而泻水也。(《长沙药解·卷四·文蛤》)

【主治】

病在阳，应以汗解之，反以冷水噀之灌之，其热被却不得去，弥更益烦，肉上粟起，意欲饮水，反不渴者，服文蛤散。若不差者，与五苓散。寒实结胸，无热证者，与三物小陷胸汤，方在太阳一百十七。白散亦可服。

五苓散证，水饮在内，郁格经阳，而生外热。病在阳分，应当以汗解之，使里水化汗，病可立愈。乃反以冷水噀之灌之，皮肤得冷，汗孔皆阖，表热被冷水却逐，而不得外去，弥更益其烦躁。卫郁欲发，升于孔窍，而外寒阖秘，不能透发，于是冲突皮肤，肉上如粟粒凝起。经热内蒸，烦热作渴，意欲饮水，而停水在内，其实反不渴者，宜服文蛤散，文蛤利水解渴也。(《伤寒悬解·卷三·太阳经上篇·五苓散三》)

渴欲饮水不止者，文蛤散主之。

渴欲饮水不止，水盛土湿，火升而刑肺也。文蛤散利水而泻湿，止渴而清烦也。

《伤寒》：意欲饮水，反不渴者，服文蛤散，若不差者，与五苓散。文蛤散证，即五苓散证之轻者。上燥下湿，故意欲饮水，而反不渴，其渴欲饮水不止，实非真渴也。(《金匮悬解·卷十一·内伤杂病·消渴七》)

文蛤汤

【组成用法】

文蛤汤七十二

文蛤五两，麻黄三两，生姜三两，杏仁五十枚，石膏五两，甘草三两，大枣十二枚。

上七味，以水六升，煮取二升，温服一升。汗出即愈。(《金匮悬解·卷十三·内伤杂病·呕吐十一》)

【方解】

文蛤汤，甘草、大枣补土而益脾精，石膏、文蛤清金而泻湿热，杏、姜利气而降逆，麻黄发表而达郁也。(《金匮悬解·卷十三·内伤杂病·呕吐十一》)

【主治】

吐后渴欲得水，而贪饮者，文蛤汤主之。

吐后渴欲得水，而贪饮者，吐伤中气，湿动肺逆，郁生上热，表里无降泄之路。(《金匮悬解·卷十三·内伤杂病·呕吐十一》)

乌梅丸

【组成用法】

乌梅丸百四十四

乌梅三百枚,细辛六两,干姜十两,人参六两,桂枝六两,当归四两,蜀椒四两(去目),附子六两(炮),黄连一斤,黄柏六两。

上十味,异捣筛,合治之,以苦酒浸乌梅一宿,去核,蒸之五升米下,饭熟,捣成泥,和药令相得,内臼中,与蜜杵二千下,丸如梧子大,先食饮服十丸,日三服,稍加至二十丸。(《金匮悬解·卷十八·内伤杂病·蛔虫七》)

乌梅丸又主久利九十八

乌梅三百枚,细辛二两,干姜三两五钱,人参二两,桂枝二两,当归一两六钱,蜀椒一两四钱,附子二两,黄连五两六钱,黄柏二两。

研细,合匀,醋浸乌梅一宿,去核,用米五碗盖之,蒸熟,去米,捣烂和药。入蜜,内臼中杵二千下,丸桐子大,食前服十丸,日三服,稍加至二十丸。禁生冷、黏滑、臭秽诸物。(《伤寒说意·卷十·厥阴经·厥阴乌梅丸证》)

【方解】

乌梅丸,乌梅、桂枝敛肝而疏木,干姜、细辛温胃而降逆,人参补中而培土,当归滋木而清风,椒、附暖其寒水,连、柏泻其相火也。(《伤寒说意·卷十·厥阴经·厥阴乌梅丸证》)

乌梅丸,乌梅、姜、辛杀蛔止呕而降冲,人参、桂、归补中疏木而润燥,椒、附暖水而温下寒,连、柏泻火而清上热也。(《金匮悬解·卷十八·内伤杂病·蛔虫七》)

【主治】

伤寒,脉微而厥,至七八日,肤冷,其人躁无暂安时者,此为脏厥,非为蛔厥也。蛔厥者,其人当吐蛔,令病者静,而复时烦,此为脏寒,蛔上入其膈,故烦,须臾复止,得食而呕,又烦者,蛔闻食臭出,其人当自吐蛔,蛔厥者,乌梅丸主之。

伤寒，脉微而见厥逆七八日，皮肤寒冷，其人躁扰，无暂安时者，此为脏厥。脏厥者，脏寒发厥，阳根欲脱，故生躁乱，非为蛔厥也。蛔厥者，内有蛔虫而厥，其人必当吐蛔。蛔虫在内，令病者有时静，而复有时烦也。所以然者，此因脏寒不能安蛔，蛔虫避寒就温，上入其膈，故烦。蛔虫得温而安，须臾复止。及其得食，胃寒不能消纳，气逆作呕，冲动蛔虫，蛔虫扰乱不安，是以又烦。蛔闻食气而上，随胃气之呕逆而出，故其人当自吐蛔。吐蛔而发厥，是为蛔厥。(《伤寒悬解·卷十二·厥阴经全篇·厥阴脏病乌梅丸证一》)

乌梅丸，方在乌梅。治厥阴病，气上冲心，心中疼热，食则吐蛔。以木郁则虫化，木气勃升，故冲击而作痛。桂枝疏木达郁，下冲气而止心痛也。(《长沙药解·卷二·桂枝》)

【禁忌】

禁生冷、滑臭等物。(《金匮悬解·卷十八·内伤杂病·蛔虫七》)

乌头赤石脂丸 ●

【组成用法】

乌头赤石脂丸百二十八

乌头一分（炮），蜀椒一分（一法二分），干姜一两（一法一分），附子半两（一法一分），赤石脂一两（一法二分）。

上五味，末之，蜜丸如梧子大，先食服一丸，日三服。不知，稍加服。(《金匮悬解·卷十六·内伤杂病·胸痹心痛九》)

【方解】

乌头赤石脂丸，乌、附、椒、姜驱寒邪而降逆，赤石脂护心君而止痛也。(《金匮悬解·卷十六·内伤杂病·胸痹心痛九》)

【主治】

心痛彻背，背痛彻心，乌头赤石脂丸主之。

寒邪冲逆，凌逼心君，故心背彻痛。(《金匮悬解·卷十六·内伤杂病·胸痹心痛九》)

乌头桂枝汤 ⎯⎯⎯⎯⎯⎯⎯⎯⎯⎯●

【组成用法】

乌头桂枝汤百三十七

乌头三枚，桂枝三两（去皮），芍药三两，甘草二两，大枣十二枚，生姜三两。

上，桂枝五味，以水七升，微火煮取三升，去滓，乌头一味，以水二升，煎减半，去滓，以桂枝汤五合合煎，令得一升后，初服二合，不知，即服三合，又不知，复加至五合。其知者，如醉状。得吐者，为中病。(《金匮悬解·卷十七·内伤杂病·寒疝二》)

【方解】

桂枝补土疏木，乌头破其寒凝也。(《长沙药解·卷四·乌头》)

【主治】

寒疝，腹中痛，逆冷，手足不仁，若身疼痛，灸刺诸药不能治，抵当乌头桂枝汤主之。

寒疝，腹中痛，手足逆冷不仁者，肾肝之邪，合而贼土，土败而四肢失养也。或身上疼痛，灸刺诸药不能治，是脏病而经亦郁，病根在里，故但以灸刺诸药治其表，不能愈也。抵当乌头桂枝汤，乌头驱寒而逐湿，桂枝疏木而通经也。(《金匮悬解·卷十七·内伤杂病·寒疝二》)

乌头汤

【组成用法】

乌头汤四

乌头五枚（㕮咀，以蜜二升，煎取一升半，出乌头），甘草三两（炙），芍药三两，黄芪三两，麻黄三两。

上五味，㕮咀四味，以水三升，煮取一升，去滓，内蜜煎中重煎之，服七合。不知，尽服之。(《金匮悬解·卷三·外感杂病·历节六》)

【方解】

乌头汤，甘草、芍药培土而滋肝，黄芪、麻黄通经而泻湿，乌头开痹而逐寒也。(《金匮悬解·卷三·外感杂病·历节六》)

【主治】

病历节，不可屈伸，疼痛，乌头汤主之。

湿寒伤其筋骨，则疼痛不可屈伸。(《金匮悬解·卷三·外感杂病·历节六》)

吴茱萸汤

【组成用法】

吴茱萸汤六十三

吴茱萸三两四钱，人参一两，生姜二两，大枣十二枚。

水七杯，煎二杯，温服大半杯，日三服。(《伤寒说意·卷五·阳明经虚证·卫虚无汗胃逆咳呕》)

吴茱萸汤六十三

吴茱萸一升（洗），生姜六两，人参三两，大枣十二枚。

上四味，以水七升煮取二升，去滓，温服七合，日三服。(《伤寒悬解·卷

七·阳明经下篇·吴茱萸证九》）

【方解】

吴茱萸汤，人参、大枣培土而补中，吴茱萸、生姜温胃而回阳也。（《伤寒悬解·卷十一·少阴脏病·吴茱萸证十七》）

【主治】

少阴病，吐利，手足厥冷，烦躁欲死者，吴茱萸汤主之。

吐利厥冷，烦躁欲死，则中气颓败，微阳离根矣。（《伤寒悬解·卷十一·少阴脏病·吴茱萸证十七》）

阳明病，法应多汗，乃反无汗，其身痒，如虫行皮中之状者，此以卫气久虚，不能外发，郁于皮腠之中，蠕蠕欲动，而不畅达故也。

若卫虚无汗，而小便又利，是阳气下衰，不能摄水也。二三日后，阳气愈衰，上逆而生咳呕，手足厥冷者，浊阴上填，必苦头痛。若但觉头眩而不痛，则逆气在胸，未全上头。咳伤咽喉，必苦咽痛。其食谷欲呕者，阳虚而胃逆也。宜吴茱萸汤，人参、大枣补土而培中，吴萸、生姜温胃而降逆。若得汤而呕吐反甚者，乃胆胃上逆，而生郁热，当先清其上热也。

凡伤寒呕多，俱因阳虚胃逆，虽有阳明里证，不可攻之也。（《伤寒说意·卷五·阳明经虚证·卫虚无汗胃逆咳呕》）

治阳明伤寒，食谷欲呕者。胃气顺降，则纳而不呕，胃气逆升，则呕而不纳。（《长沙药解·卷一·吴茱萸》）

干呕，吐涎沫，头痛者，吴茱萸汤主之。

胃气上逆，浊阴涌泛，则生干呕。胃逆肺阻，清气埋郁，则化痰涎。胃逆而胆火升炎，津液涌沸，则沫生焉，譬犹汤沸而沫起也。胃逆而浊阴升塞，头上气滞，故痛生焉。是少阳、阳明之病，而见之厥阴者，肝胆同气也。缘肝脾寒陷，故胆胃冲逆如此。（《伤寒悬解·卷十二·厥阴经全篇·吴茱萸证二十五》）

呕而胸满者，吴茱萸汤主之。

呕而胸满者，中气虚寒，胆胃逆升，浊阴填塞于膈上也。（《金匮悬解·卷

十三·内伤杂病·呕吐十八》)

五苓散

【组成用法】

五苓散十

茯苓二钱四分，猪苓二钱四分（去皮），泽泻四钱，白术二钱四分，桂枝一钱七分。

为末，白饮和服一汤匙。多饮暖水，汗出愈。(《伤寒说意·卷一·太阳经·太阳伤寒五苓散证》)

五苓散十

茯苓十八铢，猪苓十八铢，泽泻一两六铢，白术十八铢，桂枝半两（去皮）。

上五味，为末，以白饮和，服方寸匕，日三服。多饮暖水，汗出愈。(《伤寒悬解·卷三·太阳经上篇·五苓散一》)

五苓散一百（方见《伤寒·太阳》）

茯苓三分，猪苓三分（去皮），泽泻一两一分，白术三分，桂枝二分。

上五味，为末，白饮服方寸匕，日三服，多服暖水。汗出愈。(《金匮悬解·卷十四·内伤杂病·痰饮二十二》)

【方解】

五苓散，二苓、泽泻利水而泻湿，白术、桂枝燥土而疏木也。(《金匮悬解·卷十四·内伤杂病·痰饮二十二》)

五苓散，桂枝行经而发表，白术燥土而生津，二苓、泽泻行水而泻湿也。(《伤寒悬解·卷三·太阳经上篇·五苓散一》)

【主治】

太阳病，寸缓关浮尺弱，其人发热汗出，复恶寒，不呕，但心下痞者，此以医下之也。如其不下者，病人不恶寒而渴者，此转属阳明也，小便数者，大便必硬，不更衣十日，无所苦也，渴欲饮水，少少与之，但以法救之，渴者，宜五苓散。

太阳病，寸缓关浮，犹是中风之脉，而尺弱则肾气不充。其人发热汗出复恶寒，不呕，太阳表证未解。而但有心下痞者，此以医误下而成痞，非阳明也。如其心下痞不因攻下，外不恶寒而内有渴证者，此是太阳表解，转属阳明也。盖太阳之病，表未解而误下，则成痞，阳明之病，不俟攻下，而胃气上逆，壅碍胆经降路，亦成痞。而胃逆必呕，土燥必渴，胃热外蒸，必不恶寒，合观诸证，故知是转属阳明。若其小便数者，其大便必硬，然尺弱肾寒，原非阳旺，虽不更衣十日，亦无所苦也。其渴欲饮水，止可少少与之，但以法稍救其口舌干燥而已。缘其渴是土湿，而非火升，非土燥而水涸，宜以五苓散泄水而燥土也。（《伤寒悬解·卷七·阳明经下篇·五苓散证十一》）

太阳病，发汗后，大汗出，胃中干燥，烦不得眠，欲得饮水者，少少与之，令胃气和则愈。此太阳入阳明去路，将成白虎证者。若脉浮，小便不利，热微消渴者，五苓散主之。

发汗后，阳盛之人，阴亡土燥，则入阳明，而成白虎证，阴盛之人，阳亡土湿，则入太阴，而成五苓证。如汗后胃中干燥，烦不得眠，欲得饮水，此将来之人参白虎证也，宜少少与饮，以在大汗之后，阳气新虚也。设燥热已甚，少水不救盛火，则用白虎。若燥热未甚，得少水和胃，则烦渴自愈，无事白虎也。若汗后脉浮，小便不利，热微消渴，则太阴之象已见端倪，宜以五苓燥土而行水。盖阳格于外，表证未解，是以脉浮。湿动于内，木气不达，是以小便不利。木郁风动，耗伤肺津，是以消渴。此之消渴，消少水而频饮，不能大消，以其湿盛而热微也。（《伤寒悬解·卷四·太阳经中篇·太阳坏病入太阴五苓散证一》）

治太阳中风，内有水气，渴欲饮水，水入则吐者。以宿水停留，因表郁而内动，阻隔三阳，不得下行，是以渴欲饮水。而以水投水，又复不受，是以水入则吐。（《长沙药解·卷四·茯苓》）

太阳经病，阴盛阳亡，则入太阴脾脏。如大汗之后，亡其胃津，以致土燥生烦，不得眠卧，时欲饮水者，此将成人参白虎证。宜少少与水，滋其土燥，令胃气调和则愈。以在大汗之后，阳气新虚，恐饮冷多而土败也。若燥热大作，少水不救盛火，则用白虎。若汗后脉浮，小便不利，热微消渴者，则是阳虚湿动，宜用五苓。盖脾土湿陷，木郁生风，津亡燥动，是以消渴。疏泄不行，故小便不利。五苓燥土湿而达木郁，通经解表，是良法也。汗泄阳虚，阴湿易动，凡脉候浮数，口渴心烦，而所饮不多，多便不受，即是五苓证，勿服白虎也。（《伤寒说意·卷二·太阳经坏病·汗后发渴》）

太阳经病不解，或阳虚之人，宿水郁动，或热渴饮冷，新水不消，水邪阻隔，相火不降，烦渴思饮，而以水投水，莫能容受，入口则吐，名为水逆。是为表里不解，宜五苓散，桂枝外通其经，白术、苓、泽内泻其水也。

膀胱者，津液之府，水道藏焉，气化则能出。盖水入于胃，脾阳蒸动，化为雾气，以归于肺，肺气清降，化为雨露，而归膀胱，所谓气化也。而水之化气，气之化水，全缘土燥，土湿不能蒸水化气，注积脏腑，一遇表邪外束，泛滥逆行，是名水逆。五苓燥土泻水，通经发汗，多饮暖水助之，使积水化气，泄于汗孔，表里双解，此后水饮气升露降，而归水府，不至呕吐矣。若伤寒汗出而渴者，亦用此方，以汗后阳泄湿动，相火逆升，而刑肺金，故作渴燥也。若汗出而不渴者，湿气稍轻，茯苓甘草汤主之。

凡太阳中风，理应发表者，若以冷水噀灌，致令汗孔闭塞，烦热弥增。卫气欲发，郁于孔窍，不能透泄，因而皮肤粟起。其相火上逆，意欲饮水，而内无燥热，其实不渴。是缘表邪之外束而水气之内作也。轻者用文蛤散，重者必用五苓泻水。如水湿上泛，寒实结胸，内无热证，宜用三物小陷胸汤，破其凝结。重者，小陷胸汤不能奏效，二白散亦可服也。小陷胸汤在"结胸"。（《伤寒说意·卷一·太阳经·太阳伤寒五苓散证》）

太阳中风，寸缓关浮，而尺脉微弱，肾气必虚。其人发热汗出，复恶寒，而不呕，此太阳之表证未解也。使其心下痞硬者，此必医误下而陷表阳，以致成痞，非阳明也。使其心下痞不因攻下，并见发热作渴，恶寒已退者，此是太阳表解，转属阳明之腑也。盖阳明腑病，胃气上逆，甲木不降，二气壅遏，自能成痞，不须攻下也。其小便数者，水利土燥，大便必硬，然尺弱肾寒，不可攻下，虽不更衣十日，亦无所苦也。即渴欲饮水，亦当少少与之，但以法救其干燥而已。以其渴是土湿木郁，而生风燥，原非火盛。宜五苓散，泻湿而燥土也。

阳明病，凡心下硬满者，皆是土弱胃逆，即太阴之痞证也，慎勿以寒药攻之，攻之败其中气，泻利不止者，死，泄利止者，脾阳来复，乃可愈也。(《伤寒说意·卷五·阳明经虚证·湿旺心痞》)

中风，发热六七日，不解而烦，有表里证，渴欲饮水，水入则吐者，名曰水逆，五苓散主之。

中风，发热六七日，经尽不解，而且烦渴思饮，外而发热，是有表证，内而作渴，是有里证。内渴欲饮水，而水入则吐者，是有里水瘀停也，此名水逆。由旧水在中，而又得新水，以水济水，正其所恶，两水莫容，自当逆上也。五苓散，桂枝行经而发表，白术燥土而生津，二苓、泽泻行水而泻湿也。多服暖水，蒸泻皮毛，使宿水亦从汗散，表里皆愈矣。(《伤寒悬解·卷三·太阳经上篇·五苓散一》)

脉浮，小便不利，微热消渴者，宜利小便发汗，五苓散主之。

脉浮，小便不利，微热消渴者，湿盛于下，火升而不降。宜利小便以泻下焦之湿，发汗以泻上焦之湿。五苓散上下渗泻，使湿淫尽化汗溺而去，止湿盛发渴之神方也。(《金匮悬解·卷十一·内伤杂病·消渴小便不利九》)

发汗已，脉浮数，烦渴者，五苓散主之。

发汗已，热随汗散，乃脉见浮数而证见烦渴，是汗出阳虚，土湿而火升也。盖火秘阳蛰，全恃乎土，阳亡湿动，肺胃不降，君火升炎，故脉证如此，宜以五苓燥土泻湿。若未汗而见浮数烦渴之脉证，则宜大青龙而不宜五苓矣。(《伤寒悬解·卷四·太阳经中篇·五苓散证二》)

假令瘦人脐下有悸，吐涎沫而颠眩，此水也，五苓散主之。

瘦人气弱，不能消水，水停木郁，风动根摇，故脐下振悸。肺气不降，津

液淫蒸，故涌吐涎沫。君相失根，神魂旋转，故颠冒眩晕。此缘水泛而土湿。（《金匮悬解·卷十四·内伤杂病·痰饮二十二》）

下利上痞，总因湿旺。凡误下心痞，与泻心汤不解，口燥心烦，小便不利者，悉缘土湿木郁，不能疏泄水道。宜五苓散，燥土而泻湿也。（《伤寒说意·卷三·太阳经坏病结胸痞证·泻心变法》）

霍乱，头疼，发热，身疼痛，热多欲饮水者，五苓散主之。寒多不用水者，理中丸主之。

热多欲饮水者，湿盛而阳隔也，五苓利水泄湿，阳气下达，上热自清矣。寒多不用水者，阳虚而中寒也，理中温补中气，阳气内复，中寒自去也。（《伤寒悬解·卷十三·伤寒类证·霍乱五》）

下瘀血汤

【组成用法】

下瘀血汤百六十一

大黄三两，桃仁二十枚，䗪虫二十枚（去足）。

上三味，末之，炼蜜和为四丸，以酒一升，煎一丸，取八合，顿服之。瘀血下如豚肝。（《金匮悬解·卷二十一·妇人·产后六瘀血十六》）

【方解】

下瘀血汤，桃仁、䗪虫破其瘀血，大黄下其癥块也。（《金匮悬解·卷二十一·妇人·产后六瘀血十六》）

【主治】

师曰：产妇腹痛，法当以枳实芍药散，假令不愈者，此为腹中有瘀血着脐下，宜下瘀血汤主之。

产妇腹痛，法当以枳实芍药散双泻土木之郁，假令不愈者，此为腹中有瘀血着于脐下，肝气郁阻，而为痛也。（《金匮悬解·卷二十一·妇人·产后六瘀

血十六》）

亦主经水不利。(《金匮悬解·卷二十一·妇人·产后六瘀血十六》)

硝矾散

【组成用法】

硝矾散六十六

硝石、矾石等分（烧）。

上二味，为散，大麦粥汁和服方寸匕，日三服。病随大小便去，小便正黄，大便正黑，是其候也。(《金匮悬解·卷十二·内伤杂病·黄疸十七》)

【方解】

硝矾散，硝石清热瘀而泻木，矾石收湿淫而泻水也。(《金匮悬解·卷十二·内伤杂病·黄疸十七》)

【主治】

黄家，日晡所发热，而反恶寒，此为女劳得之，膀胱急，少腹满，身尽黄，额上黑，足下热，因作黑疸，其腹胀，如水状，大便必黑，时溏，此女劳之病，非水也，腹满者，难治，硝矾散主之。

黄家，日晡所发热，而反恶寒，此为女劳得之。缘女劳泄其肾阳，水寒土湿，乙木遏陷，不能疏泄水道。一感风邪，卫气内闭，汗尿不行，湿无泄路，瘀蒸肌肤，而发黄色。日晡土旺之时，湿盛热发而木郁阳陷，故足下常热而身反恶寒。木郁水土之内，不能上达，膀胱迫急，少腹满胀，一身尽发黄色，而寒水上逆，额上独黑。久而土负水胜，黄化而黑，因作黑疸。谷滓不从土化，而从水化，大便亦黑，时时溏泄，其腹胀，如水病之状。此系女劳之病，并非水也。腹满者，水木旺而中气败，证为难治。(《金匮悬解·卷十二·内伤杂病·黄疸十七》)

小半夏加茯苓汤

【组成用法】

小半夏加茯苓汤百一

半夏一升，生姜半斤，茯苓四两。

上三味，以水七升，煮取一升五合，分温再服。(《金匮悬解·卷十四·内伤杂病·痰饮二十三》)

【方解】

小半夏加茯苓汤，生姜、半夏降逆而止呕，茯苓泄水而消满也。(《金匮悬解·卷十四·内伤杂病·痰饮二十三》)

【主治】

先渴后呕，为水停心下，此属饮家，小半夏加茯苓汤主之。

水停心下，火升作渴。饮而新水又停，是以作呕。(《金匮悬解·卷十四·内伤杂病·痰饮二十六》)

卒呕吐，心下痞，膈间有水，眩悸者，小半夏加茯苓汤主之。

卒然呕吐，心下痞闷，膈间有水，头眩心悸者，小半夏加茯苓汤。(《金匮悬解·卷十四·内伤杂病·痰饮二十三》)

小半夏汤

【组成用法】

小半夏汤百三

半夏一升，生姜半斤。

上二味，以水七升，煮取一升半，分温再服。(《金匮悬解·卷十四·内伤杂病·痰饮二十五》)

小半夏汤，半夏一升，生姜一斤。(《长沙药解·卷一·半夏》)

【方解】

小半夏汤，半夏、生姜降冲逆而排水饮也。(《金匮悬解·卷十四·内伤杂病·痰饮二十五》)

【主治】

黄疸病，小便色不变，欲自利，腹满而喘，不可除热，热除必哕，哕者，小半夏汤主之。

黄疸病，小便清白，不变黄赤之色，兼欲自利，是脾肾寒湿而清气下陷也。腹满而喘，是肺胃寒湿而浊气上逆也。如此虽有外热，不可除也。热除土败，寒湿愈增，胃气更逆，必发哕噫。(《金匮悬解·卷十二·内伤杂病·黄疸二十二》)

呕家本渴，渴者为欲解，今反不渴，心下有支饮故也，小半夏汤主之。

呕家津伤燥动，本当发渴，渴者为饮去而欲解也。今呕吐之后，反不作渴，此心下有支饮，阻格君相之火，逆刑肺金，是以作渴，渴而饮水，不能消受，是以作呕，新水虽吐，而支饮未去，是以呕后不渴。(《金匮悬解·卷十四·内伤杂病·痰饮二十五》)

诸呕吐，谷不得下者，小半夏汤主之。方在"痰饮"。

呕吐而谷不得下者，胃气上逆，浊阴不降也。(《金匮悬解·卷十三·内伤杂病·呕吐十五》)

小柴胡汤

【组成用法】

小柴胡汤六十五

柴胡半斤，黄芩半斤（洗），半夏半斤（洗），人参三两，甘草三两，生姜三两，大枣十二枚。

上七味，以水一斗二升，煮取六升，去滓，再煎取三升，温服一升，日三

服。(《伤寒悬解·卷八·少阳经上篇·少阳经病小柴胡证一》)

小柴胡汤六十五

柴胡一两八钱，黄芩一两，人参一两，甘草一两，半夏一两七钱，生姜一两，大枣十二枚。

水十二杯，煎六杯，去渣，再煎三杯，温服一杯，日三服。(《伤寒说意·卷六·少阳经·少阳小柴胡汤证》)

小柴胡汤七十六

柴胡八两，黄芩三两，半夏一升，生姜三两，人参三两，甘草三两，大枣十二枚。

上七味，以水一斗二升，煮取六升，去滓，再煎，取三升，温服一升，日三服。(《金匮悬解·卷十三·内伤杂病·呕吐十六》)

【方解】

小柴胡汤，参、甘、大枣补戊土而益中气，柴胡、黄芩泻甲木而清相火，生姜、半夏降浊而止呕也。(《金匮悬解·卷十三·内伤杂病·呕吐十六》)

小柴胡汤，柴、芩清其半表，参、甘温其半里，半夏降其逆，姜、枣和其中，此表里双解之法也。(《伤寒说意·卷六·少阳经·少阳小柴胡汤证》)

【主治】

小柴胡汤，方在柴胡。治少阳伤寒。渴者，去半夏，加人参、栝蒌根，以其凉肃润泽，清金止渴，轻清而不败脾气也。(《长沙药解·卷三·栝蒌根》)

伤寒四五日，身热恶寒，颈项强，胁下满，手足温而渴者，小柴胡汤主之。

颈项强，是太阳之病，而肝胆主司筋脉，相火旺则筋脉燥急，少阳之经，自头下行，而循颈项，故亦有颈项强证。胁下满者，少阳之病。手足温者，阳明之病。四肢秉气于胃，胃阳盛旺则手足温，而手少阳自手走头，足少阳自头走足，故亦有手足温证。是宜小柴胡汤也。(《伤寒悬解·卷八·少阳经上篇·小柴胡证四》)

伤寒五六日，头汗出，微恶寒，手足冷，心下满，口不欲食，大便硬，脉细者，此为阳微结，必有表，复有里也，脉沉，亦在里也，汗出为阳微，假令纯阴结，不得复有外证，悉入在里，此为半在表半在里也，脉虽沉紧，不得为少阴病，所以然者，阴不得有汗，今头汗出，故知非少阴也，可与小柴胡汤，设不了了者，得屎而解。

伤寒五六日，头汗出，微恶寒，手足冷，心下满，口不欲食（默默不欲饮食），大便硬，脉细者（包下沉紧），此为阳明经之微结。以少阳阳明两经郁迫，结于胃口，故心下满胀。经热熏蒸，故头上汗出。必有少阳之表证，如汗出恶寒、肢冷、心满之类，复有阳明之里证，如大便硬之类也。盖少阳与阳明合病，戊土不能胜甲木，必传阳明胃腑，故决有里证。其脉之沉，主在里也。汗出为阳经之微结，假令纯是阴分之结（阳以少阳经言，阴以阳明腑言），必不得复有外证，如汗出恶寒之类，应当悉入在里，既有外证，此为半在里半在表也。其脉虽沉紧，亦不得为少阴病，所以然者，少阴病不得有汗，今头汗出，故知非少阴，而实少阳也。此大柴胡证，先与小柴胡汤，以解少阳之经邪，设服后犹不了了者，再以承气泻阳明之腑邪，得屎而解矣。（《伤寒悬解·卷八·少阳经上篇·大柴胡证十三》）

凡太阳病，迟至十日之外，脉浮细而嗜卧者，是太阳之外证已解，而入少阳之经。少阳之脉弦细，木贼土困，则善眠也。设其胸满胁痛者，则是少阳无疑，宜与小柴胡汤。若脉但浮而不细者，则全是太阳而无少阳，宜第与麻黄汤，发其太阳之表，不必以日久为疑也。（《伤寒说意·卷六·少阳经·少阳连太阳经证》）

风寒感伤太阳之经，未经汗解，外而太阳、阳明之经迫束于表，内而太阴、阳明之气壅遏于里，少阳之经，在二阳三阴表里之间，郁遏不畅，于是病焉。里阴胜则外闭而为寒，寒往而热来，表阳胜则内发而为热，热往而寒来。少阳之经，自头走足，由胸胁而下行，表里壅遏，不得下行，经气磐郁，故胸胁痞满。甲木逆侵，戊土被贼，胃气困乏，故默默不欲饮食。胃以下行为顺，困于木邪，逆而上行，容纳失职，则生呕吐。少阳以甲木而化相火，相火升炎，则生烦渴，肺金被刑，则生咳嗽。甲木失根，郁冲不宁，则腹中痛楚，心

下悸动。是皆表里不和，少阳结滞之故。（《伤寒说意·卷六·少阳经·少阳小柴胡汤证》）

血弱气尽，腠理开，邪气因入，与正气相搏，结于胁下，正邪分争，往来寒热，休作有时，默默不欲饮食，脏腑相连，其痛必下，邪高痛下，故使呕也，小柴胡汤主之。

少阳之病，缘太阳阳明之经外感风寒，经气郁勃，逼侵少阳。少阳之经，因于二阳之侵，血弱气尽，腠里开泄，二阳经邪，因而内入，与本经正气，两相搏战，经气郁迫，结滞胁下。少阳之经，自头走足，脉循胁肋，病则经气不降，横塞胁肋，此胸胁苦满，胁下痞硬之故也。正气病则正亦为邪，阴郁而为寒，是为阴邪，阳郁而为热，是为阳邪，邪正分争，休作有时，此往来寒热之故也。分争之久，正气困乏，精神衰倦，静默无言，饮食不思，此默默不欲饮食之故也。脾脏胃腑，以膜相连，一被木邪，则胃气上逆，脾气下陷，脾气既陷，则肝气抑遏，而克脾土，其痛必在下部，此腹中作痛之故也，胃土既逆，则上脘填塞，君火不降，浊气涌翻，于是心烦，而喜呕吐。胃土逆则邪高，脾下陷则痛下，痛下而邪高，此心烦喜呕之故也。是皆小柴胡证，宜以主之。

邪气入内者，正气病而成邪，是即邪气之内传，非必风寒之里入也。（《伤寒悬解·卷八·少阳经上篇·小柴胡证二》）

呕而发热者，小柴胡汤主之。

少阳经气不舒，侵迫阳明胃腑，胃气上逆，必作呕吐。相火郁蒸，是以发热。少阳之经，往来寒热，此但云发热而不言寒，是半表之阳盛，而将传于阳明者，是宜小柴胡汤泻其表热也。（《伤寒悬解·卷八·少阳经上篇·小柴胡证五》）

诸黄，腹痛而呕者，宜小柴胡汤。

诸黄，腹痛而呕者，甲木之贼戊土，而胃气上逆也。（《金匮悬解·卷十二·内伤杂病·黄疸二十三》）

阳明病，发潮热，大便溏，小便自可，胸胁满不去者，小柴胡汤主之。

阳明胃腑，为少阳经邪所郁，阳气遏逼，故发潮热。糟粕莫容，故便滑溏。胃逆胆壅，经气不降，故胸胁满结。宜小柴胡汤，半补阳明之里气，半泻少阳之表邪也。（《伤寒悬解·卷七·阳明经下篇·小柴胡证三十一》）

阳明病，胁下硬满，不大便而呕，舌上白胎者，可与小柴胡汤，上焦得通，津液得下，胃气因和，身濈然而汗出解也。

阳明为少阳所遏，下脘之气陷，则病溏泄，上脘之气逆，则病呕吐。胃逆而津液不降，心部瘀浊，故舌起白胎，由肺胃壅塞，而上焦不通也。柴芩泻少阳经邪，松其郁迫，故上焦通而津液下，胃气和而汗出解也。（《伤寒悬解·卷七·阳明经下篇·小柴胡证三十二》）

阳明中风，脉弦浮大，而短气，腹都满，胁下及心痛，久按之气不通，鼻干，不得汗，嗜卧，一身及面目悉黄，小便难，有潮热，时时哕，耳前后肿，刺之小差，外不解，病过十日，脉续浮者，与小柴胡汤。脉但浮，无余证者，与麻黄汤。若不尿，腹满加哕者，不治。

阳明病，脉弦浮大，弦为少阳，浮为太阳，大为阳明脉，是以三阳合病。而气短，腹都满，则太阴证。少阳之脉，自胃口而布胁肋，胆胃郁遏，故胁下及心作痛。经气痞塞，故久按之而气不通。表寒外束，相火郁升，而刑肺金，故鼻干，不得汗（肺窍于鼻）。胆木刑胃，土气困乏，故嗜卧。湿土贼于甲木，土木皆郁，故一身及面目悉黄。土湿木郁，疏泄不行，故小便难。胃气壅遏，故发潮热。胃腑郁迫，浊气上逆，故时呕哕。少阳脉循两耳，经气逆行，壅塞不降，故耳前后肿。经郁热盛，故刺之小差，而外证不解。病过十日之外，脉自里达表，续续外浮者，是未传阳明之腑，太阴之脏，犹在少阳之经也。宜小柴胡汤，柴胡、黄芩清半表之火，参、甘、大枣补半里之阳，生姜、半夏降胃逆而止呕哕也。若脉但浮而不弦，又无少阳诸证者，则全是太阳病，与麻黄汤，以泻表郁。中风而用麻黄者，发汗以泻太阴之湿也（《金匮》风湿诸证，俱用麻黄）。若不尿，腹满而愈加呕哕者，水贼土败，不可治也。（《伤寒悬解·卷七·阳明经下篇·柴胡麻黄证三十》）

妇人中风，发热恶寒，而值经水适来，得病七八日后，脉迟热退身凉，似乎表解矣，乃胸胁之下满如结胸，而作谵语者，此为热入血室，盖其经热秉血海方虚之时，离表而归里也。宜凉血清肝，泻其相火。又如中风七八日，续得寒热往来，而值经水适断者，此亦为热入血室，其血必结。血结经瘀，遏闭少阳之气，阳陷则阴束而为外寒，阴升则火炎而生内热，故使寒热如疟，应时发作。宜小柴胡汤，清其经热也。又如伤寒发热，而值经水适来，昼日明了，夜则谵语，如见鬼状者，此亦为热入血室。盖血为阴，夜而阳气入于阴分，血热发作，故谵妄不明。宜泻热清肝，以泻相火。但邪热在下，治之毋犯胃气及上焦清气，则自愈也。（《伤寒说意·卷六·少阳经·热入血室》）

产妇郁冒，其脉微弱，呕不能食，大便反坚，但头出汗，所以然者，血虚而厥，厥而必冒，冒家欲解，必大汗出，以血虚下厥，孤阳上出，故头汗出，所以产妇喜汗出者，亡阴血虚，阳气独盛，故当汗出，阴阳乃复，大便坚，呕不能食，小柴胡汤主之。

产妇阳陷，而病郁冒。温气亡泄，故其脉微弱。胃气上逆，故呕不能食。血脱肠燥，故大便反坚。阳不归根，故头上汗出。所以然者，血性温暖，而胎君火，血脱则温气亡泻，寒盛而发厥逆，厥则木遏阳陷，必生郁冒。冒家欲解，阳气外达，必大汗出，以其发于群阴之中，透围而出，故作大汗也。血虚下厥，孤阳不归，泄而失藏，故头上汗出。盖阴中之阳下陷，则病郁冒，阳中之阳上逆，则见头汗。所以产妇喜汗出者，以其亡阴血虚，阳不归根，独盛于上，蒸泄皮毛，故当汗出。阳随汗泄，与阴气相平，阴阳之颠倒而反常者，乃复其本位也。其大便坚硬，呕不能食者，胆胃上逆，饮食不下。（《金匮悬解·卷二十一·妇人·产后二郁冒十二》）

伤寒差已后，更发热，小柴胡汤主之。脉浮者，以汗解之，脉沉实者，以下解之。

病后中气未复，最易感伤，设更见发热者，宜柴胡汤，温里而清表。其脉浮者，病在表，应以汗解之。脉沉实者，病在里，应以下解之也。（《伤寒悬解·卷十三·伤寒类证·差后劳复四》）

治少阳伤寒中风五六日，往来寒热，胸胁苦满，默默不欲饮食，心烦喜呕。以少阳之经，居表阳里阴之中，表阳内郁，则热来而寒往，里阴外乘，则热往而寒来。其经行于胸胁，循胃口而下，逆而上行，戊土被克，胆胃俱逆，土木壅遏，故饮食不纳，胸胁满而烦呕生。少阳顺降，则下温而上清，少阳逆升，则下寒而上热。热胜则传阳明，寒胜则传太阴。（《长沙药解·卷二·柴胡》）

小承气汤 ●

【组成用法】

小承气汤五十八

大黄一两四钱，厚朴七钱（炙，去皮），枳实三枚（煮）。

水四杯，煎杯半，温分三二服。初服当更衣，不更衣，尽服之。（《伤寒说意·卷四·阳明经·阳明腑证》）

小承气汤五十九

大黄四两，厚朴二两，枳实二枚（煮）。

以上三味，以水四升，煮取一升二合，去滓，分温三服。初服汤，当更衣，不尔者，尽饮之，若更衣者，勿服也。（《伤寒悬解·卷六·阳明经上篇·小承气证三》）

小承气汤八十九（方见《伤寒·阳明》）

大黄四两，枳实三枚（炙），厚朴二两（炙）。

上三味，以水四升，煮取一升二合，去滓，分温二服。得利则止。（《金匮悬解·卷十三·内伤杂病·下利十九》）

【主治】

阳明病，潮热，大便微硬者，可与大承气汤，不硬者，不可与之。若不大便六七日，恐有燥屎，欲知之法，少与小承气汤，汤入腹中，转矢气者，此有燥屎，乃可攻之。若不转矢气，此但初头硬，后必溏，攻之必胀满不能食也。欲饮水者，与水则哕，其后发热者，必大便复硬而少也，以小承气和之。不转

208

矢气者，慎不可攻也。

燥屎阻碍，滞气之郁遏者多，小承气泻其壅滞，隧道略通，故转失秽气，此当以大承气攻之。若不转矢气，则胃无燥屎，攻之败其中气，必胀满不能食也。与水则哕，亦不能饮，虽其后阳回发热，大便坚矣，而粪必少也。以其不能食，故亦止可以小承气汤和之，不可攻也。（《伤寒悬解·卷六·阳明经上篇·小承气汤证十》）

阳明病，脉迟，虽汗出，不恶寒者，其身必重，短气，腹满而喘；有潮热者，此外欲解，可攻里也；手足濈然而汗出者，此大便已硬也，大承气汤主之。若汗多，微发热恶寒者，外未解也，其热不潮，未可与承气汤。若腹大满不通者，可与小承气汤，微和胃气，勿令大泄下。

阳明病而见脉迟，是湿旺之诊。虽汗出，不恶寒者，表证已解，然而里热未成。以其土湿也，其身必重浊濡滞。迨至胃热已盛，燥夺其湿，肺腑壅遏，短气，腹满而喘，有潮热者，此外证欲解，可攻里也，再验其手足，濈然而汗出者，此胃热盛实，大便已硬也，宜以大承气泄之。盖四肢秉气于胃，胃寒则四肢厥冷，胃热则四肢气蒸汗泄，故手足汗出，是为胃热之极，大便硬也。若汗虽多，犹微发热而恶寒者，外未解也，不可攻里。即外已解，而其热不潮，尚非可下之时，未可与承气汤。若腹中大满不通者，急不能待，可与小承气汤，微和胃气，通其大满而止，勿令大泄下也。（《伤寒悬解·卷六·阳明经上篇·小承气证三》）

阳明病，自经传腑之始，发表宜彻，汗出不彻，则经热郁蒸，自表传里。阳气拂郁，不得汗泄，身热面赤，烦躁短气，疼痛不知处所，乍在腹中，乍在四肢，此必入胃腑。若以表药发之，汗出热退，犹可不成腑证，迟则传腑，而成承气汤证，较之在经，顺逆攸分矣。缘其里阳素盛，而皮毛不开，经热莫泄，则腑热续发，表里感应，自然之理也。

究其由来，或失于发表，或发表而汗出不彻，或发汗利水，津亡土燥，皆能致此。其自太阳来者，寒水之衰也，谓之太阳阳明。自少阳来者，相火之旺也，谓之少阳阳明。自阳明本经来者，谓之正阳阳明，全缘燥金之盛也。

其始腑热未盛，犹见恶寒，及其腑热已盛，则恶寒自罢。内热蒸发，汗出表退，风寒悉去，全是一团燥火内燔。俟其手足汗流，脐腹满痛，日晡潮热，烦躁谵语，喘满不卧，则大便已硬，当服下药。轻者用调胃承气汤，早和胃气，不令燥结，其次用小承气汤，重者用大承气汤，下其结粪，以泻胃热也。（《伤寒说意·卷四·阳明经·阳明腑证》）

阳明病，谵语，发潮热，脉滑而疾者，小承气汤主之。因与承气一升，腹中转失气，更服一升，若不转失气，勿更与之。明日不大便，脉反微涩者，里虚也，为难治，不可更与承气汤也。

脉滑而疾者，血热而阳旺也。脉反微涩者，血寒而阳虚也。（《伤寒悬解·卷六·阳明经上篇·小承气证十一》）

若下利而谵语者，是木郁生热，传于胃腑，燥矢下阻，胃热莫泄，燥热熏心，神明扰乱，故作谵语，宜小承气汤，下其燥矢也。（《伤寒说意·卷十·厥阴经·阳复》）

太阳病，若吐若下若发汗，微烦，小便数，大便因硬者，与小承气汤和之愈。

吐下发汗，伤其津液，微觉心烦，小便数行，大便因硬者，此将来之大承气证。宜早以小承气汤和之，即愈也。（《伤寒悬解·卷六·阳明经上篇·小承气证四》）

小建中汤

【组成用法】

小建中汤六十七

桂枝三两，芍药六两，甘草二两（炙），大枣十二枚，生姜三两，胶饴一升。

上六味，以水七升，煮取三升，去滓，内胶饴，更上微火消解，温服一

升，日三服。(《伤寒悬解·卷八·少阳经上篇·小柴胡证八》)

小建中汤六十七

桂枝一两，芍药二两，甘草一两，生姜一两，大枣十二枚，胶饴二两四钱。

水七杯，煎三杯，去渣，入胶饴，火化，温服一杯，日三服。(《伤寒说意·卷六·少阳经·少阳入阳明腑证》)

【方解】

小建中汤，胶饴、甘、枣补脾精而缓急痛，姜、桂、芍药达木郁而清风火。(《伤寒悬解·卷八·少阳经上篇·小柴胡证八》)

【主治】

伤寒二三日，心中悸而烦者，小建中汤主之。

少阳甲木化气干相火，随戊土下行而交癸水，与少阴君火并根坎府，是以神宇清宁，不生烦乱。汗泄中脘津亡土燥，胃逆不能降蛰相火，相火升炎，消烁心液，故生烦扰。胆胃两经，痞塞心胁，阻碍厥阴升达之路，风木郁冲，振摇不已，是以动悸。风火交侵，伤耗胃脘津液，小建中汤。(《伤寒悬解·卷九·少阳经下篇·小建中证二》)

虚劳里急，悸，衄，腹中痛，梦失精，四肢痠疼，手足烦热，咽干口燥，小建中汤主之。

里急者，乙木郁陷，迫急而不和也。木性喜达，郁而欲发，生气不遂，冲突击撞，是以腹痛。肝主筋，诸筋皆聚于节，生气失政，筋节不畅，故四肢痠疼。胆气上逆，胸胁壅塞，肝脉上行，升路郁阻，风木振摇，故心下悸动。子半阳生，木气萌蘖，而生意郁陷，不能上达，则欲动而梦交接，益以风木疏泄，是以精遗。风燥亡津，肺府枯槁，故咽干口燥。风木善泄，肺金失敛，故血衄鼻窍。手之三阳，足之三阴，陷而不升，故手足烦热（手之三阳不升，则阳中之阳陷于阴中，足之三阴不升，则阴中之阳陷于阴中，故手足烦热）。此以中气虚败，风木下陷，而相火上逆也。(《金匮悬解·卷七·内伤·虚劳十一》)

伤寒，阳脉涩，阴脉弦，法当腹中急痛者，先用小建中汤，不差者，与小柴胡汤主之。

甲乙同气，甲木不降，则寸脉涩，乙木不升，则尺脉弦。甲木上逆，而克戊土，法当痛见于胸膈，乙木下陷，而克己土，法当痛见于腹胁。木气枯燥，是以其痛迫急。肝胆合邪，风火郁发，中气被贼，势难延缓，宜先用小建中汤，胶饴、甘、枣补脾精而缓急痛，姜、桂、芍药达木郁而清风火。若不差者，仍与柴胡，再泻其相火也。(《伤寒悬解·卷八·少阳经上篇·小柴胡证八》)

伤寒脉候弦细，头痛发热者，是属少阳。少阳以甲木而化相火，不可发汗，汗亡心液，火炎神乱，则生谵语，便是里入胃腑。胃和则愈，胃腑燥热不和，则君相升浮，摇荡不安，烦而且悸也。以相火下蛰，则神魂宁谧，而相火顺降，全凭胃土，胃土右转，阳气清凉而化金水，收藏得政，是以阳秘而不泄。胃土不和，燥热升逆，甲木莫降，拔根而上炎，神魂失归，故烦乱而悸动也。凡伤寒二三日，其心中悸动而烦扰者，是阳明土燥，相火失归，拔根上炎，欲传胃腑，宜小建中汤，滋燥土而清相火也。(《伤寒说意·卷七·少阳经坏病·汗后心悸》)

小建中汤，方在阿胶。治少阳伤寒，腹中急痛，而倍芍药，皆此义也。(《长沙药解·卷二·芍药》)

治少阳伤寒，阳脉涩，阴脉弦，寸为阳，尺为阴。法当腹中急痛者。以甲乙二木，表里同气，甲木不降，则阳脉涩，乙木不升，则阴脉弦。甲木不降，必克戊土，法当痛见于胸胁，乙木不升，必克己土，法当痛见于腹胁。木气枯硬，是以其痛迫急。少阳胆从相火化气，厥阴肝以风木主令，肝胆合邪，风火郁生，中气被贼，势在迫急。胶饴、甘草补脾精而缓里急，姜、桂、芍药达木郁而清风火。治少阳伤寒，心中悸而烦者。以病传少阳，相火郁隆，不可发汗，汗亡少阳之津，木枯土弱，必传阳明，五行之理，病则传其所胜也。胃气调和则病愈，胃土堙郁而不和，其心中必生烦悸。盖少阳甲木，化气于相火，而下交癸水者，戊土培之也。汗泻中脘之阳，土弱胃逆，不能降蛰相火，相火飞腾，升炎于上，心液消烁，故生郁烦。胆胃上壅，阻碍厥阴升降之路，是以动悸。以枯木而贼弱土，燥热郁生，伤耗胃脘之精液，则中宫败矣。(《长沙药解·卷一·胶饴》)

小建中证，即炙甘草证之轻者，烦悸不已，必至经脉结代。《金匮》治虚劳里急腹痛，悸衄，梦而失精，四肢酸痛，手足烦热，咽干口燥者。以中气衰弱，凝郁莫运，甲木不降，累及厥阴。升路郁阻而生动悸，相火刑金，收令不行而生吐衄。肺津消烁，则咽干口燥。乙木不升，生气莫遂，贼伤己土，则腹痛里急。木郁风动，疏泄不藏，则梦而失精。手之三阳，足之三阴，陷而不升，则手足烦热而肢节疼痛。(《长沙药解·卷一·胶饴》)

产后虚赢，腹痛里急，痛引腰背，杂病腹中痛，小建中汤主之。方在胶饴。
(《长沙药解·卷二·芍药》)

妇人腹中痛，小建中汤主之。方在"虚劳"。

妇人腹中痛，风木之克土也。小建中汤，桂枝倍芍药而加胶饴，泻风木而滋脾精也。(《金匮悬解·卷二十二·妇人·杂病十五》)

【禁忌】

呕家不可用此汤，以甜故也。(《金匮悬解·卷七·内伤·虚劳十一》)

小青龙加石膏汤

【组成用法】

小青龙加石膏汤百十四

麻黄三两，桂枝三两，甘草三两，芍药三两，半夏半升，细辛三两，干姜三两，五味半升，石膏一两。

上九味，以水一斗，先煮麻黄，去上沫，内诸药，煮取三升，强人服一升，赢者减之，日三服，小儿服四合。(《金匮悬解·卷十五·内伤杂病·咳嗽上气九》)

小青龙加石膏汤，麻黄三两，桂枝三两，芍药三两，甘草二两，半夏半升，五味半升，细辛三两，干姜二两，石膏二两。（《长沙药解·卷三·石膏》）

【方解】

小青龙加石膏汤，甘草、麻、桂补中气而泻营卫，芍药、半夏清胆火而降胃逆，姜、辛、五味下冲气而止咳喘，石膏凉肺蒸而除烦躁也。（《金匮悬解·卷十五·内伤杂病·咳嗽上气九》）

【主治】

肺胀，咳而上气，烦躁而喘，脉浮者，心下有水，小青龙加石膏汤主之。

肺胀，咳而上气，烦躁而喘，脉浮者，此心下有水，阻格金火降路，气阻而发喘咳，肺热而生烦躁也。（《金匮悬解·卷十五·内伤杂病·咳嗽上气九》）

小青龙汤

【组成用法】

小青龙汤七

麻黄一两，桂枝一两，甘草七钱，芍药一两，半夏一两，细辛一两，干姜七钱，五味子一两五钱。

水十杯，煎三杯，温服一杯，覆衣。（《伤寒说意·卷一·太阳经·太阳伤寒小青龙汤证》）

小青龙汤九十七（方见《伤寒·大阳》）

麻黄三两，桂枝三两，芍药三两，甘草二两，半夏半升，细辛三两，干姜三两，五味三两。

上八味，以水一斗，先煮麻黄，减二升，去上沫，内诸药，煮取三升，去滓，温服一升。（《金匮悬解·卷十四·内伤杂病·痰饮二十》）

【方解】

小青龙汤，甘草培其中气，麻、桂发其营卫，芍药清其风木，半夏降逆而

止呕，五味、细辛、干姜降逆而止咳也。(《伤寒悬解·卷三·太阳经上篇·小青龙证一》)

小青龙汤，麻黄、桂、芍发汗而泄水，五味、姜、辛下气而止咳，甘草、半夏补中而降逆也。(《金匮悬解·卷十四·内伤杂病·痰饮咳嗽三十二》)

用五味、干姜、细辛敛肺降逆，以止咳嗽。(《长沙药解·卷三·五味子》)

【病机】

太阳表证不解，阳虚之人，积水郁动，或热渴饮冷，新水不消，乘表邪外束，泛滥逆行，客居心下，阻阴阳交济之路，致令胃气上逆，而为呕噎，肺气上逆，而为咳喘，胆火上逆，而为燥渴，土湿木贼，而为泄利，土湿木郁，而少腹胀满，小便不利。里水外寒，缠绵不解，是为异日内传三阴之根。(《伤寒说意·卷一·太阳经·太阳伤寒小青龙汤证》)

太阳病，小便利者，以饮水多，必心下悸，小便少者，必苦里急也。

小便利者，津液渗泄，则必发燥渴。渴而饮水多者，土湿木郁，必心下动悸。木郁不能泄水，而小便少者，水积少腹，必苦腹里满急也。(《伤寒悬解·卷三·太阳经上篇·小青龙证二》)

【主治】

伤寒表不解，心下有水气，干呕，发热而咳，或渴，或利，或噎，或小便不利少腹满，或喘者，小青龙汤主之。

伤寒表证不解，而水停心下，阻肺胃降路，胃气上逆，而生干呕，肺气上逆，而生咳嗽，或火升金燥而为渴，或气阻肺胀而为喘，或浊气上噎而为噎，或清气下泄而为利，或小便不利而少腹满急。凡此皆水气瘀格之故，宜小青龙汤。(《伤寒悬解·卷三·太阳经上篇·小青龙证一》)

伤寒，心下有水气，咳而微喘，发热不渴，小青龙汤主之。服汤已渴者，此寒去欲解也。

服汤已而渴者，表寒已解，里水亦去，津液乍耗，是以作渴。渴者，是表解寒去，水积化汗而外泄也。

大青龙证是表阳之盛，内有火气，小青龙证是里阳之虚，内有水气。阴阳

一偏，逢郁即发，大小青龙外解风寒而内泻水火，感证之必不可少者也。（《伤寒悬解·卷三·太阳经上篇·小青龙证三》）

咳逆倚息不得卧，小青龙汤主之。

咳嗽气逆，倚物布息，不得眠卧，此支饮在膈，气阻而不降也。（《金匮悬解·卷十四·内伤杂病·痰饮咳嗽三十二》）

治太阳伤寒，心下有水气，干呕，发热而咳。以水饮中阻，肺胃不降，浊气逆冲，故作呕咳。（《长沙药解·卷三·麻黄》）

小青龙汤，治痰饮咳逆，饮去咳止，气从少腹上冲胸咽者，以桂苓五味甘草汤治其气冲。咳嗽冲逆者，辛金之不敛也，泄利滑溏者，庚金之不敛也。五味酸收涩固，善敛金气，降辛金之上冲而止咳逆，升庚金之下脱而止滑泄，一物而三善备焉。金收则水藏，水藏则阳秘，阳秘则上清而下温，精固而神宁，是亦虚劳之要药也。（《长沙药解·卷三·五味子》）

妇人吐涎沫，医反下之，心下即痞，当先治其吐涎沫，小青龙汤主之。

妇人时吐涎沫，此水气内格，肺金不降，津液凝瘀而上溢也。医下之，土败胃逆，浊气填塞，心下即痞。当先治其吐涎沫，以小青龙汤泻其积水。（《金匮悬解·卷二十二·妇人·杂病十一吐涎心痞二十七》）

小陷胸汤

【组成用法】

小陷胸汤四十四

黄连三钱五分，半夏一两七钱，栝蒌实大者一枚。

水六杯，先煮栝蒌，取三杯，去滓，入诸药，煎二杯，分温三服。（《伤寒说意·卷三·太阳经坏病结胸痞证·结胸诸变》）

小陷胸汤四十四

黄连一两，半夏半升（洗），栝蒌实大者一枚。

上三味，以水六升，先煮栝蒌，内诸药，煮出三升，去滓，分温三服。（《伤寒悬解·卷五·太阳经下篇·小结胸证七》）

【方解】

小陷胸汤，黄连清其热，半夏降其逆，栝蒌涤其痰也。（《伤寒说意·卷三·太阳经坏病结胸痞证·结胸诸变》）

小陷胸汤，黄连泄热，半夏降逆而涤饮，栝蒌清金而去垢，是即大陷胸之制，变而从轻者也。（《伤寒悬解·卷五·太阳经下篇·小结胸证七》）

【主治】

小结胸病，正在心下，按之则痛，脉浮滑者，小陷胸汤主之。

小结胸病，正在心下，位与大结胸同。但按之则痛，未如大结胸之不按亦痛也，脉则浮滑，亦不如大结胸之寸浮关沉。白虎汤证，脉浮滑者，此里有热，表有寒也。此虽不如大结胸之热实，而亦有里热，较之大结胸，证同而病轻。（《伤寒悬解·卷五·太阳经下篇·小结胸证七》）

小陷胸汤，方在栝蒌。治小结胸，脉浮滑者。（《长沙药解·卷四·黄连》）

凡太阳中风，理应发表者，若以冷水噀灌，致令汗孔闭塞，烦热弥增。卫气欲发，郁于孔窍，不能透泄，因而皮肤粟起。其相火上逆，意欲饮水，而内无燥热，其实不渴。是缘表邪之外束而水气之内作也。轻者用文蛤散，重者必用五苓泻水。如水湿上泛，寒实结胸，内无热证，宜用三物小陷胸汤，破其凝结。重者，小陷胸汤不能奏效，二白散亦可服也。小陷胸汤在"结胸"。（《伤寒说意·卷一·太阳经·太阳伤寒五苓散证》）

桂枝新加汤 ⚊⚊⚊⚊⚊⚊⚊●

【组成用法】

新加汤二十

桂枝一两，甘草七钱，大枣十二枚，芍药一两四钱，生姜一两四钱，人参一两。

于桂枝汤内加芍药，生姜各三钱五分，人参一两，余依原方。(《伤寒说意·卷二·太阳经坏病·下后身痛脉迟》)

新加汤二十

桂枝三两，甘草二两（炙），大枣十二枚，芍药四两，生姜四两，人参三两。

于桂枝汤内加芍药，生姜各一两，人参三两，余依前法。(《伤寒悬解·卷四·太阳经中篇·新加汤证十》)

【方解】

新加汤，甘草补其脾精，桂枝达其肝气，芍药清风木之燥，生姜行经络之瘀，人参补肝脾之阳，以温营血而充经脉也。(《伤寒悬解·卷四·太阳经中篇·新加汤证十》)

人参补血中之温气，生姜达经脉之郁陷，芍药清风木之枯燥也。(《长沙药解·卷二·芍药》)

甘、枣、桂枝补脾精而达肝气，加芍药清风木之燥，加生姜行血脉之瘀，加人参补肝脾之阳，以充经脉也。(《长沙药解·卷一·人参》)

【主治】

发汗后，身疼痛，脉沉迟者，桂枝加芍药生姜各一两人参三两新加汤主之。

汗泄血中温气，阳虚肝陷，故脉沉迟。经脉凝涩，风木郁遏，故身疼痛。(《伤寒悬解·卷四·太阳经中篇·新加汤证十》)

新加汤，方在人参，治太阳伤寒，发汗后，身疼痛，脉沉迟者，桂枝加芍药生姜各一两人参三两。以肝司营血，行经络而走一身，汗泄营中温气，木枯血陷，营气沦郁而不宣畅，故身作疼痛而脉见沉迟。木陷则生风。(《长沙药解·卷二·芍药》)

杏子汤

【组成用法】

杏子汤五十二（方见《伤寒·太阳》。原方缺载，取《伤寒》麻杏石甘汤补）

杏子五十枚，麻黄四两，石膏半斤（碎，绵裹），甘草二两（炙）。

上四味，以水七升，先煮麻黄，减二升，去上沫，内诸药，煮取二升，去滓，温服一升。（《金匮悬解·卷十·内伤杂病·水气二十八》）

【主治】

水之为病，其脉沉小，属少阴，浮者为风，无水虚肿者，为气水，发其汗即已。脉浮者，宜杏子汤。

水之为病，其脉沉小，属之少阴，肾脉沉小也。浮者为风，风性发扬也。无水虚肿者，名为气水，其实是气，而非水也。凡此诸证，发其汗即已，但脉有浮沉，则药有温清之不同耳。浮者，宜杏子汤，清中上而发表也。（《金匮悬解·卷十·内伤杂病·水气二十八》）

雄黄散

【组成用法】

雄黄散二十八

雄黄。

上一味，为末，筒瓦二枚合之，烧向肛熏之。（《金匮悬解·卷六·外感杂病·狐惑一》）

【主治】

狐惑之为病，状如伤寒，默默欲眠，目不得闭，卧起不安，蚀于喉为惑，蚀于阴为狐，不欲饮食，恶闻食臭，其面目乍赤，乍黑，乍白。蚀于肛者，雄黄散熏之。

狐惑者，狐疑惶惑，绵昧不明，状如伤寒。而病实在里，默默欲眠，目不得闭，卧起不安，饮食皆废。其面目乍赤、乍黑、乍白，而无定色。此盖湿气遏郁，精神昏愦之病也。湿邪淫泆，上下熏蒸，浸渍糜烂，肌肉剥蚀。蚀于喉咙，其名为惑，以心主藏神，阳分受伤，清风燔蒸，则神思惶惑而不灵也。蚀于二阴，其名为狐，以肾主藏志，阴分受伤，浊气熏烁，则志意狐惑而不清也。蚀于下部，其病在肾，肾脉上循喉咙，是以咽干。其前在阴器，则以苦参汤洗之，后在肛门，则以雄黄散熏之。盖土湿木陷，郁而生热，化生虫䘌，前后侵蚀，苦参、雄黄，清热而去湿，疗疮而杀虫也。(《金匮悬解·卷六·外感杂病·狐惑一》)

旋覆花汤 ⎯⎯⎯⎯⎯⎯⎯⎯⎯⎯⎯⎯⎯⎯⎯⎯⎯⎯●

【组成用法】

旋覆花汤百六十五

旋覆花三两，葱白十四茎，新绛少许。新绛，即织黄绢。

上三味，以水三升，煮取一升，顿服之。(《金匮悬解·卷二十二·妇人·杂病五半产漏下二十三》)

【方解】

旋覆花汤，旋覆花行经脉之瘀，葱白通经气之滞，新绛止崩而除漏也。(《金匮悬解·卷二十二·妇人·杂病五半产漏下二十三》)

葱白辛温发散，升陷达郁，行经发表，厥有功焉。其诸主治，下乳汁，散乳痛，消肿痛，止麻痹，疗下血，熨便癃，通淋涩，调泄利。(《长沙药解·卷三·葱白》)

【主治】

旋覆花汤，方在旋覆花。用之治妇女半产漏下，以其敛血而止漏泄也。(《长沙药解·卷二·新绛》)

旋覆花汤，方在旋覆花。治妇人脉体尫减，用之以通经气之郁涩也。(《长沙药解·卷三·葱白》)

肝着，其人常欲蹈其胸上，先未苦时，但欲饮热，旋覆花汤主之。方在妇人杂病。

肝着者，肝气痹着而不舒也。肝愈郁而风愈动，风木荡摇，神魂悬虚，故常欲人蹈其胸上。先未苦时，水寒木燥，故但欲饮热。旋覆花汤，旋覆、新绛行血而清风，葱白通经而泻滞也。(《金匮悬解·卷二·外感·五脏风寒七》)

旋覆代赭汤 ●

【组成用法】

旋覆花代赭石汤五十二

旋覆花三两，代赭石一两，生姜五两，半夏半斤(洗)，甘草三两(炙)，人参二两，大枣十二枚。

上七味，以水一斗，煮取六升，去滓，再煎，取三升，温服一升，日三服。(《伤寒悬解·卷五·太阳经下篇·旋覆代赭证九》)

旋覆花代赭石汤五十二

旋覆花一两，人参七钱，半夏一两七钱，甘草一两，代赭石三钱五分(煅，研)，生姜一两七钱，大枣十二枚。

水十杯，煮取六杯，去滓，再煎取三杯，温服一杯，日三服。(《伤寒说意·卷三·太阳经坏病结胸痞证·泻水排饮》)

【方解】

旋覆花代赭石汤，参、甘、大枣补其中气，半夏、姜、赭降其冲逆，旋覆行其痰饮也。(《伤寒说意·卷三·太阳经坏病结胸痞证·泻水排饮》)

【主治】

伤寒，发汗，若吐，若下解后，心下痞硬，噫气不除者，旋覆花代赭石汤主之。

伤寒，汗吐下解后，心下痞硬，噫气不除，以外证虽解，而汗下伤中，土败胃逆，碍胆经降路，胃口痞塞，肺气郁蒸，而化痰饮，胃土壅遏，而生哕噫。

浊气上填，痞闷噫气，以旋覆花代赭石补虚降逆，噫气立除。若除后再用，则病下陷，不可常服也。(《伤寒悬解·卷五·太阳经下篇·旋覆代赭证九》)

薏仁附子败酱散

【组成用法】

薏苡附子败酱散百四十六

薏苡十分，附子二分，败酱五分。

上三味，杵为末，取方寸匕，以水二升，煎减半，顿服。小便当下。(《金匮悬解·卷十九·外科·肠痈五》)

【方解】

薏苡附子败酱散，薏苡去湿而消滞，败酱破血而宣壅，附子温寒而散结也。(《金匮悬解·卷十九·外科·肠痈五》)

附子破其寒郁，败酱行其脓血，薏苡泻湿而开水窍也。败酱化脓为水，水窍既开，故自小便下。(《长沙药解·卷一·薏苡》)

【主治】

肠痈之为病，其身甲错，腹皮急，按之濡，如肿状，腹无积聚，身无热，脉数，此为肠内有痈，薏苡附子败酱散主之。

肠痈者，痈之内及六腑者也。血气凝涩，外不华肤，故其身甲错。肠胃痞胀，故腹皮紧急。壅肿在内，故按之濡塌。形如肿状，其实肌肤未尝肿硬也。病因肠间痈肿，腹内原无积聚。瘀热在里，故身上无热，而脉却甚数，此为肠内有痈也。《灵枢·痈疽》：寒邪客于经脉之中则血涩，血涩则不通，不通则卫气归之，不得复反，故痈肿。寒气化为热，热胜则腐肉，肉腐则为脓，是痈成为热，而其先则寒也。寒非得湿则不凝。（《金匮悬解·卷十九·外科·肠痈五》）

薏仁附子散 ⚫

【组成用法】

薏苡附子散百二十六

薏苡十五两，附子十枚（炮）。

上二味，杵为散，服方寸匕，日三服。（《金匮悬解·卷十六·内伤杂病·胸痹七》）

【方解】

薏苡附子散，薏苡泻湿而降浊，附子驱寒而破壅也。（《金匮悬解·卷十六·内伤杂病·胸痹七》）

【主治】

胸痹缓急者，薏苡附子散主之。

胸痹缓急者，水土湿寒，浊阴上逆，肺气郁阻，胸膈闭塞。证有缓急不同，而总属湿寒。（《金匮悬解·卷十六·内伤杂病·胸痹七》）

茵陈蒿汤 ⚫

【组成用法】

茵陈蒿汤八十

茵陈蒿二两，栀子十四枚，大黄七钱（去皮）。

水十杯，先煮茵陈，减六杯，入二味，煎三杯，分温三服。小便当利，尿如皂角汁状，色正赤，一宿腹减，黄从小便去也。(《伤寒说意·卷八·太阴经·发黄》)

茵陈蒿汤八十

茵陈蒿六两，栀子十四枚（劈），大黄二两（去皮）。

上三味，以水一斗，先煮茵陈，减六升，内二味，煮取三升，去滓，分温三服。小便当利，尿如皂角汁状，色正赤。一宿腹减，黄从小便去也。(《伤寒悬解·卷十·太阴全篇·茵陈蒿证十一》)

【方解】

茵陈蒿汤，茵陈利水而除湿，栀、黄泻热而清烦也。(《金匮悬解·卷十二·内伤杂病·黄疸十五》)

茵陈利水而除湿，栀子、大黄泻热而消瘀也。(《长沙药解·卷四·茵陈蒿》)

【主治】

伤寒七八日，身黄，如橘子色，小便不利，腹微满者，茵陈蒿汤主之。

伤寒七八日，表寒郁其里湿，而生内热，湿热瘀蒸，身上发黄如橘子色，小便不利，腹微满者，以土湿木郁，疏泄不行，则小便不利，木郁克土，脾气胀塞，则腹里微急，脾被肝刑，土色外见，则皮肤熏黄，缘木主五色，入土化黄故也。(《伤寒悬解·卷十·太阴全篇·茵陈蒿证十一》)

阳明病，发热汗出者，此为热越，不能发黄也。但头汗出，身无汗，剂颈而还，小便不利，渴饮水浆者，此为瘀热在里，身必发黄，茵陈蒿汤主之。

汗出而湿热发泄，则不发黄。但头汗而身无汗，湿热莫泄，而小便又复不利，故身必发黄。(《伤寒悬解·卷七·阳明经下篇·茵陈蒿证二十八》)

凡阳明病，面见赤色，便是阳郁，不能外发。以其胃气之虚，此宜发表，不可攻里，攻之阳败湿滋，必小便不利，发热而身黄也。阳衰湿旺，一得汗溺疏泄，则湿去而土燥。若汗尿不通，湿无去路，心中懊憹，败浊郁蒸，则身必发黄也。若被火熏，不得汗出，但头上微汗，而小便不利，身必发黄也。盖发热汗出，则湿热消散，不能发黄，若但头上汗出，颈下全无，小便不利，渴饮水浆，此缘瘀热在里，故作渴饮水，而汗尿不通，湿热莫泄，则身必发黄，宜茵陈蒿汤，泻热而除湿也。(《伤寒说意·卷五·阳明经虚证·湿盛发黄》)

谷疸之病，寒热不食，食即头眩，心胸不安，久久发黄为谷疸，茵陈蒿汤主之。

谷疸之病，湿盛而感风寒，郁其营卫，则病寒热。湿土郁满，不甘饮食。食下不消，浊气上逆，即头目眩晕而心胸不安。久而谷气瘀浊，化而为热，热流膀胱，发为谷疸。(《金匮悬解·卷十二·内伤杂病·黄疸十五》)

伤寒，脉浮而缓，手足自温者，是谓太阴脏证。太阴湿土，为表邪所闭，身当发黄。若小便自利者，湿随便去，则不能发黄。此是脾阳未衰，至七八日间，虽见太阴自利之证，必当自止。以脾家内实，腐秽不容，当后泄而去，非自利益甚之证也。

若伤寒七八日，身黄如橘子色，小便不利，腹微满者，是湿无泄路，瘀而生热，宜茵陈蒿汤，泻其湿热也。凡伤寒瘀热在里，身必发黄，以木主五色，入土化黄，土湿则木郁，木郁于土，必发黄色，宜麻黄连轺赤小豆汤，外泻皮毛而内泻湿热也。若伤寒，身黄而发热者，是瘀热之在表也，宜栀子柏皮汤，清表中之湿热也。

若伤寒发汗之后，身目皆黄，则是湿寒而非表热，以汗则热泄故也。此慎不可下，宜用温燥之药也。(《伤寒说意·卷八·太阴经·发黄》)

茵陈五苓散 ———————————————————●

【组成用法】

茵陈五苓散六十七

茵陈蒿末五分，五苓散五分。

上二味和，先食饮服方寸匕，日三服。(《金匮悬解·卷十二·内伤杂

病·黄疸十八》）

茵陈五苓散，茵陈蒿末十分，五苓散五分。（《长沙药解·卷四·茵陈蒿》）

【方剂】

茵陈行经而泻湿，五苓利水而开癃也。（《长沙药解·卷四·茵陈蒿》）

【主治】

黄疸病，茵陈五苓散主之。

黄疸病，水郁土湿，茵陈泻湿而清热，五苓利水而燥土也。（《金匮悬解·卷十二·内伤杂病·黄疸十八》）

禹余粮丸

【主治】

禹余粮丸，原方失载。治汗家重发汗，恍惚心乱，小便已，阴痛者。以发汗太多，阳亡神败，湿动木郁，水道不利，便后滞气梗涩，尿孔作痛。禹余粮甘寒收涩，秘精敛神，心火归根，坎阳续复。则乙木发达，滞开而痛止矣。（《长沙药解·卷一·禹余粮》）

越婢加半夏汤

【组成用法】

越婢加半夏汤百十三

麻黄六两，石膏半斤，甘草二两，大枣十五枚，生姜三两，半夏半升。

上六味，以水六升，先煮麻黄，去上沫，内诸药，煮取三升，分温三服。（《金匮悬解·卷十五·内伤杂病·咳嗽上气八》）

越婢加半夏汤，麻黄六两，石膏半斤，甘草一两，生姜三两，大枣十五

枚，半夏半升。(《长沙药解·卷一·半夏》)

【方解】

越婢加半夏汤，姜、甘、大枣培土而和中，石膏、麻黄清金而发表，半夏降逆而下冲也。(《金匮悬解·卷十五·内伤杂病·咳嗽上气八》)

甘、枣补其中虚，麻黄泻其皮毛，石膏清其肺热，生姜、半夏降冲逆而破壅塞也。(《长沙药解·卷一·半夏》)

【主治】

咳而上气，此为肺胀，其人喘，目如脱状，脉浮大者，越婢加半夏汤主之。

咳而上气，此为肺气胀满，其人喘阻，肺气上冲，目如脱状，脉浮大者，是表邪外束而里气上逆也。(《金匮悬解·卷十五·内伤杂病·咳嗽上气八》)

越婢加术汤

【组成用法】

越婢加术汤四十九

麻黄六两，石膏半斤，生姜三两，甘草二两，大枣十二枚，白术四两。

上六味，以水六升，先煮麻黄，去上沫，内诸药，煮取三升，分温三服。(《金匮悬解·卷十·内伤杂病·水气二十六》)

【方解】

越婢加术汤，姜、甘、大枣补土而和中，麻黄、石膏发表而清热，白术生津而止渴也。(《金匮悬解·卷十·内伤杂病·水气二十六》)

【主治】

里水者，一身面目黄肿，其脉沉，小便不利，故令病水。假令小便自利，此亡津液，故令渴，越婢加术汤主之。

里水，水在脏腑之里，即正水、石水及五脏之水也。一身面目黄肿，水旺土湿，木郁为黄，缘木主五色，入土化黄也。阴盛，故脉沉。木气遏陷，莫能疏泄，小便不利，故令病水。假令小便自利，此亡肺家津液，故令作渴。便利口渴，则水不但在里而亦在表，脉必兼浮，不全是沉。(《金匮悬解·卷十·内伤杂病·水气二十六》)

越婢汤

【组成用法】

越婢汤四十七

麻黄六两，石膏半斤，甘草二两，大枣十五枚，生姜三两。

上五味，以水七升，先煮麻黄，去上沫，内诸药，煮取三升，分温三服。(《金匮悬解·卷十·内伤杂病·水气二十三》)

【方解】

恶风，加附子一枚。风水，加白术四两。(《金匮悬解·卷十·内伤杂病·水气二十三》)

越婢汤，麻黄、石膏发表而清热，姜、甘、大枣补土而和中也。(《金匮悬解·卷十·内伤杂病·水气二十三》)

【主治】

风水恶风，一身悉肿，脉浮不渴，续自汗出，无大热，越婢汤主之。

风水恶风，一身悉肿者，水胀于经络也。续自汗出，无大热者，表郁热作，热蒸于内，风泄于外，是以汗出，而泄之不透，故外无大热。(《金匮悬解·卷十·内伤杂病·水气二十三》)

治风水身肿，脉浮汗出，恶风。以汗出遇风，窍闭汗阻，淫溢经隧，壅遏卫气，而为浮肿。(《长沙药解·卷三·麻黄》)

皂荚丸

【组成用法】

皂荚丸百十九

皂荚八两（刮去皮，用酥炙）。

上一味，末之，蜜丸梧子大，以枣膏和药，服三丸，日三夜一服。（《金匮悬解·卷十五·内伤杂病·咳嗽上气十三》）

皂荚丸，皂荚六两。去皮，酥炙，蜜丸梧子大，枣膏和汤服三丸，日夜四服。（《长沙药解·卷三·皂荚》）

【方解】

皂荚开闭塞而洗痰涎，通气道而降冲逆也。（《长沙药解·卷三·皂荚》）

【主治】

咳逆上气，时时唾浊，但坐不得眠，皂荚丸主之。

咳逆上气，时时唾浊，但能坐而不得眠，此肺气之壅闭也。皂荚丸，利气而破壅，故能主之。（《金匮悬解·卷十五·内伤杂病·咳嗽上气十三》）

泽漆汤

【组成用法】

泽漆汤百十六

泽漆一升（以东流水五斗，煮取一斗五升），人参三两，甘草三两，生姜五两，半夏半升，白前五两，紫参五两，桂枝三两，黄芩三两。

上九味，㕮咀，内泽漆汁中，煮取五升，温服五合，至夜尽。（《金匮悬解·卷十五·内伤杂病·咳嗽上气十》）

泽漆汤，泽漆三升，半夏半升，白前五两，紫参五两，黄芩三两，人参三两，甘草三两，桂枝三两，生姜五两。（《长沙药解·卷四·泽漆》）

【方解】

泽漆汤,人参、甘草补中而培土,生姜、半夏降逆而驱浊,紫参、白前清金而破壅,桂枝、黄芩疏木而泻火,泽漆决瘀而泻水也。(《金匮悬解·卷十五·内伤杂病·咳嗽上气十》)

泽漆治其水气,白前降冲逆而驱痰饮也。(《长沙药解·卷三·白前》)

【主治】

咳而脉沉者,泽漆汤主之。

咳而脉沉者,其病在下,是水邪上泛,相火壅阻,肺金伤克而不归也。(《金匮悬解·卷十五·内伤杂病·咳嗽上气十》)

泽泻汤 ●————

【组成用法】

泽泻汤百二

泽泻五两,白术二两。

上二味,以水二升,煮取一升,分温再服。(《金匮悬解·卷十四·内伤杂病·痰饮二十四》)

【方解】

泽泻汤,白术补中而燥土,泽泻利水而排饮也。(《金匮悬解·卷十四·内伤杂病·痰饮二十四》)

【主治】

心下有支饮,其人苦冒眩,泽泻汤主之。

饮停心下,阳不归根,升浮旋转,则生冒眩。此由土败水侮,故支饮上停。(《金匮悬解·卷十四·内伤杂病·痰饮二十四》)

真武汤

【组成用法】

真武汤九十一

茯苓一两，白术七钱，附子一枚（炮），芍药一两，生姜一两。

水八杯，煎三杯，温服大半杯，日三服。(《伤寒说意·卷九·少阴经·吐利》)

真武汤九十一

茯苓三两，白术二两，生姜三两，附子一枚（炮，去皮，破八片），芍药三两。

上五味，以水八升，煮取三升，去滓，温服七合，日三服。(《伤寒悬解·卷十一·少阴脏病·真武汤证十八》)

【方解】

真武汤，苓、术泻水而燥土，生姜止呕而降浊，附子温癸水之寒，芍药清乙木之风也。(《伤寒悬解·卷十一·少阴脏病·真武汤证十八》)

真武汤，茯苓、附子泻水而驱寒，白术、生姜培土而止呕，芍药清风木而止腹痛也。(《伤寒说意·卷九·少阴经·吐利》)

【主治】

太阳病，发汗，汗出不解，其人仍发热，心下悸，头眩，身𥆧动，振振欲擗地者，真武汤主之。

阳虚之人，发汗过多，土败阳飞，则头目眩晕。风木动摇，则心悸肉𥆧。盖木生于水而长于土，水寒土湿，木郁风生，是以悸动。根本摇撼，则悸在脐间，枝叶振摇，则悸在心下。振振欲擗地者，风动神摇，欲穴地以自安也。木郁风动，原于土湿而水寒。(《伤寒悬解·卷四·太阳经中篇·真武证五》)

太阳中风，脉浮紧，发热，恶寒，身疼痛，不汗出而烦躁者，大青龙汤主之。（太阳入阳明去路）若脉微弱，汗出恶风者，不可服也。服之则厥逆，筋惕肉𥆧，此为逆也，以真武汤救之。(《伤寒悬解·卷三·太阳经上篇·大青龙证

一》）

少阴病，二三日不已，至四五日，腹疼，小便不利，四肢沉重疼痛，自下利者，此为有水气，其人或咳，或小便利，或不利，或呕者，真武汤主之。

二三日不已，以至四五日，寒水泛滥，土湿木郁，风木贼土，是以腹痛。土湿而木不能泄，故小便不利。湿流关节，淫注四肢，故沉重疼痛。寒水侮土，故自下利。凡此诸证，为土病不能制水，有水气停瘀故也。其人或肺气冲逆而为咳，或木能疏泄而小便利，或土湿木郁而小便不利，或胃气上逆而作呕者，皆缘水气之阻格。（《伤寒悬解·卷十一·少阴脏病·真武汤证十八》）

治少阴病，内有水气，腹痛下利，小便不利，四肢沉重疼痛，或呕者。以水泛土湿，风木郁遏，不能疏泄水道，故小便不利。木郁贼土，脾陷胃逆，故腹痛呕利。营血寒涩，不能行经络而充肢节，故四肢沉重疼痛。（《长沙药解·卷四·茯苓》）

然青龙发汗，最善亡阳，必无少阴证者，而后可用。若脉微而弱，汗出恶风者，是肾阴盛而卫阳虚，风能疏泄而卫不闭敛，慎勿服此。服之汗多阳亡，遂入少阴之脏，则四肢厥逆，筋惕肉瞤。此为逆治，宜以真武汤救之。盖四肢秉气于脾胃，汗泻中焦温气，阳亡土败，寒水上凌，四肢失秉，故手足厥逆。水寒土湿，木郁风动，经脉撼摇，故筋肉动惕。真武汤燥土泻湿，温寒水而滋风木也。（《伤寒说意·卷一·太阳经·太阳风寒大青龙汤证》）

栀子柏皮汤

【组成用法】

栀子柏皮汤八十二

栀子十五枚，甘草三钱五分，黄柏皮三钱五分。

水四杯，煎杯半，分温三服。（《伤寒说意·卷八·太阴经·发黄》）

栀子柏皮汤八十二

栀子十五枚（劈），甘草一两（炙），黄柏皮一两。

上三味，以水四升，煮取一升半，去滓，分温再服。(《伤寒悬解·卷十·太阴全篇·栀子柏皮证十三》)

【方解】

栀子柏皮汤，甘草培土而补中气，栀子、柏皮泻湿而清表热也。(《伤寒悬解·卷十·太阴全篇·栀子柏皮证十三》)

甘草、柏皮补中而清表热，栀子泻湿而退身黄也。(《长沙药解·卷一·栀子》)

【主治】

伤寒，身黄发热者，栀子柏皮汤主之。

瘀热在里，则身热而腹满，瘀热在表，则身黄而发热。(《伤寒悬解·卷十·太阴全篇·栀子柏皮证十三》)

栀子豉汤

【组成用法】

栀子豉汤二十九

栀子十四枚（劈），香豉四两（绵裹）。

上二味，以水四升，先煮栀子，得二升半，内豉，煮取一升半，去渣，分二服，温进一服。得吐者，止后服。(《伤寒悬解·卷四·太阳经中篇·栀子香豉证十九》)

栀子豉汤八十八（方见《伤寒·太阳》）

栀子十四枚（劈），香豉四合（绵裹）。

上二味，以水四升，先煮栀子，取二升半，内豉，煮取一升半，去滓，分

二服。进一服得吐，则止。(《金匮悬解·卷十三·内伤杂病·下利十八》)

【方解】

栀子豉汤，香豉调中气而开窒塞，栀子吐浊瘀而除烦热也。(《伤寒悬解·卷四·太阳经中篇·栀子香豉证十九》)

【主治】

阳明病，脉浮而紧，咽燥口苦，腹满而喘，发热汗出，不恶寒，反恶热，身重。若发汗，则躁，心愦愦，反谵语。若加烧针，必怵惕烦躁，不得眠。若下之，则胃中空虚，客气动膈，心中懊侬，舌上苔者，栀子豉汤主之。(《伤寒悬解·卷七·阳明经下篇·栀子白虎猪苓证十四》)

阳明病，里虚误下，败其中气，阳不归根，肢体温热，客气上逆，不至结胸，心中懊侬，饥不能食，此膈下之阴与胸上之阳郁蒸而生败浊也。阳为阴格，升泄失敛，则头上汗出。宜栀子豉汤，吐其瘀浊。瘀浊不吐，湿邪淫泆，是发黄之根也。(《伤寒说意·卷五·阳明经虚证·湿盛发黄》)

发汗若下之，而烦热胸中窒者，栀子豉汤主之。

汗下败其中气，胃土上逆，浊气填瘀，君火不得下行，故心宫烦热，胸中窒塞。(《伤寒悬解·卷四·太阳经中篇·栀子香豉证十九》)

若下利之后，更觉心烦，按之而心下柔濡者，此胃无燥矢，清气堙郁，而生虚烦也，宜栀子豉汤，吐其瘀浊，则烦去矣。(《伤寒说意·卷十·厥阴经·阳复》)

凡或汗或吐或下后，虚烦不得眠睡，甚而反覆颠倒，心中懊侬无奈者，皆缘肺气壅遏，败浊堙塞，悉宜栀子豉汤吐之。(《伤寒说意·卷二·太阳经坏病·汗吐下后心烦》)

栀子大黄汤 ————————————●

【组成用法】

栀子大黄汤六十五

栀子十四枚，香豉一升，枳实五枚，大黄三两。

上四味，以水六升，煮取四升，分温三服。(《金匮悬解·卷十二·内伤杂病·黄疸十六》)

【方解】

栀子大黄汤，栀子、香豉清热而除烦，枳实、大黄泻满而荡瘀也。(《金匮悬解·卷十二·内伤杂病·黄疸十六》)

香豉调和中气，泻湿行瘀，扫除败浊，宿物失援，自然涌吐，实非吐剂。肃清脏腑，甚有除旧布新之妙。(《长沙药解·卷一·香豉》)

香豉、枳、黄降浊而泻热，栀子清心而除懊恼也。(《长沙药解·卷一·栀子》)

【主治】

酒疸，心中懊恼，或热痛，栀子大黄汤主之。

酒疸，心中懊恼，或生热痛，全是湿热熏冲，宫城郁塞。(《金匮悬解·卷十二·内伤杂病·黄疸十六》)

栀子甘草豉汤 ————————————●

【组成用法】

栀子甘草豉汤三十

栀子十二枚，甘草七钱，香豉一两四钱。

煎如前法。得吐，止后服。(《伤寒说意·卷二·太阳经坏病·汗吐下后心

栀子甘草豉汤三十

栀子十四枚，香豉四两（绵裹），甘草（二两）。

于栀子豉汤内加甘草二两，余依前法。得吐者，止后服。(《伤寒悬解·卷四·太阳经中篇·栀子香豉证二十》)

栀子甘草香豉汤，栀子十二枚，香豉四两，甘草二两。煎，分二服。得吐，止后服。(《长沙药解·卷一·栀子》)

【方解】

香豉、甘草调胃而补中气，栀子涤浊瘀而清虚烦也。(《长沙药解·卷一·栀子》)

【主治】

发汗吐下后，虚烦不得眠，若剧者，必反覆颠倒，心中懊恼者，栀子豉汤主之。若少气者，栀子甘草豉汤主之。若呕者，栀子生姜豉汤主之。

发汗吐下，土败胃逆，君火不降，故虚烦不得卧眠。剧则陈郁填塞，浊气熏心，故反覆颠倒，心中懊恼。栀子豉汤吐其瘀浊，则阳降而烦止矣。若少气者，加甘草以益气。若呕者，加生姜以止逆也。(《伤寒悬解·卷四·太阳经中篇·栀子香豉证二十》)

若烦而少气者，中气之亏也，宜栀子甘草豉汤，以扶其土。(《伤寒说意·卷二·太阳经坏病·汗吐下后心烦》)

栀子干姜汤 ●

【组成用法】

栀子干姜汤二十八

栀子十四枚，干姜二两。

上二味，以水三升半，煮取升半，去滓，分三服，温进一服。得吐者，止后服。(《伤寒悬解·卷四·太阳经中篇·栀子干姜证十八》)

【方解】

栀子干姜汤，干姜降逆而温中，栀子吐瘀而除烦也。(《伤寒悬解·卷四·太阳经中篇·栀子干姜证十八》)

【主治】

伤寒，医以丸药大下之，身热不去，微烦者，栀子干姜汤主之。

大下败其中气，浊阴上逆，瘀生腐败，阻格君火，不得下降，故身热而心烦。(《伤寒悬解·卷四·太阳经中篇·栀子干姜证十八》)

栀子厚朴汤 ●────────────────────●

【组成用法】

栀子厚朴汤二十七

栀子十四枚（擘），厚朴一两四钱（姜炙），枳实四枚（水浸，去穣，炒）。

水三杯，煎一杯半，分二服，温进一服。得吐者，止后服。(《伤寒说意·卷二·太阳经坏病·汗下后心下满腹痛小便不利腹满心烦》)

栀子厚朴汤二十七

栀子十四枚（劈），厚朴四两（姜炙），枳实四枚（水浸，去穣，炒）。

上三味，以水三升半，煮取一升半，去滓，分二服，温进一服。得吐者，止后服。(《伤寒悬解·卷四·太阳经中篇·栀子厚朴证十七》)

【方解】

枳、朴泻满而降逆，栀子吐浊瘀而除烦也。(《长沙药解·卷一·栀子》)

【主治】

伤寒下后，心烦腹满，卧起不安者，栀子厚朴汤主之。

下伤中气，枢轴不运，是以腹满。阳明上逆，浊阴不降，腐败壅塞，宫城不清，是以心烦。烦极则卧起不安。(《伤寒悬解·卷四·太阳经中篇·栀子厚朴证十七》)

栀子生姜豉汤

【组成用法】

栀子生姜豉汤三十一

栀子十二枚，生姜一两八钱，香豉一两四钱。

水四杯，先煎栀子，存二杯半，入香豉，煎杯半，分温二服。得吐，止后服。(《伤寒说意·卷二·太阳经坏病·汗吐下后心烦》)

栀子生姜豉汤三十一

栀子十二枚，香豉四两（绵裹），生姜五两。

于栀子豉汤加入生姜五两，余依前法。得吐，止后服。(《伤寒悬解·卷四·太阳经中篇·栀子香豉证二十》)

【方解】

香豉、生姜降逆而止呕吐，栀子荡浊瘀而清虚烦也。(《长沙药解·卷一·栀子》)

【主治】

发汗吐下后，虚烦不得眠，若剧者，必反覆颠倒，心中懊恼者，栀子豉汤主之。若少气者，栀子甘草豉汤主之。若呕者，栀子生姜豉汤主之。

发汗吐下，土败胃逆，君火不降，故虚烦不得卧眠。剧则陈郁填塞，浊气熏心，故反覆颠倒，心中懊恼。栀子豉汤吐其瘀浊，则阳降而烦止矣。若少气者，加甘草以益气。若呕者，加生姜以止逆也。(《伤寒悬解·卷四·太阳经中篇·栀子香豉证二十》)

凡用栀子汤，病人旧微溏者，不可与服之。栀子苦寒之性，泻脾胃而滑大肠，凡用栀子诸汤，设病人旧日脾阳素虚，大便微溏者，不可与服也。(《伤寒悬解·卷四·太阳经中篇·忌栀子证二十一》)

蜘蛛散

【组成用法】

蜘蛛散百四十二

蜘蛛十四枚（熬焦），桂枝半两。

上二味，为散，取八分一匕，饮和，日再服。蜜丸亦可。(《金匮悬解·卷十八·内伤杂病·狐疝四》)

【方解】

蜘蛛散，蜘蛛破瘀而消肿，桂枝疏木而升陷也。(《金匮悬解·卷十八·内伤杂病·狐疝四》)

【主治】

阴狐疝气者，偏有小大，时时上下，蜘蛛散主之。

阴狐疝气者，疝结阴囊，出没不测，状似妖狐也。左右二丸，偏有大小，时时上下，出入无常。此少阴厥阴两经之病，由水寒木陷，肝气下郁而发。(《金匮悬解·卷十八·内伤杂病·狐疝四》)

枳实芍药散

【组成用法】

枳实芍药散百六十

枳实（烧令黑，勿太过）、芍药等分。

上二味，杵为散，服方寸匕，日三服。（《金匮悬解·卷二十一·妇人·产后五腹痛烦满十五》）

【方解】

芍药清风而止痛，枳实泻满而除烦也。（《长沙药解·卷一·枳实》）

【主治】

产后腹痛，烦满，不得卧，枳实芍药散主之。

产后腹痛，烦躁胀满，不得眠卧，是木燥而克土，土郁而气滞也。枳实芍药散，泻土郁而清木燥也。（《金匮悬解·卷二十一·妇人·产后五腹痛烦满十五》）

并主痈脓，以麦粥下之。（《金匮悬解·卷二十一·妇人·产后五腹痛烦满十五》）

枳实薤白桂枝汤

【组成用法】

枳实薤白桂枝汤百二十二

枳实四枚，厚朴四两，栝蒌一枚（捣），薤白半斤，桂枝一两。

上五味，以水五升，先煮枳实，厚朴，取二升，去滓，内诸药，煮数沸，分温三服。（《金匮悬解·卷十六·内伤杂病·胸痹心痛五》）

【方解】

枳实薤白桂枝汤，枳、朴、薤白破壅塞而消痹结，栝蒌、桂枝涤浊瘀而下冲气也。(《金匮悬解·卷十六·内伤杂病·胸痹心痛五》)

【主治】

胸痹，心中痞，留气结在胸，胸满，胁下逆抢心，枳实薤白桂枝汤主之，人参汤亦主之。

胸痹，心中痞塞，浊气留结在胸，胸膈壅闷，胁下气逆，上抢于心，是皆胆胃逆升，浊阴不降之故也。(《金匮悬解·卷十六·内伤杂病·胸痹心痛五》)

枳实栀子豉汤 ————————————●

【组成用法】

枳实栀子豉汤百十二

枳实三枚（炙），栀子十四枚（劈），香豉一升（绵裹）。

上三味，以清浆水七升，空煮取四升，内枳实、栀子，煮取三升，下豉，更煮五六沸，去滓，分温再服，覆令微似汗。(《伤寒悬解·卷十三·伤寒类证·差后劳复三》)

【方解】

枳实降浊而消滞，栀子泻热而清烦，香豉和中而散郁也。(《长沙药解·卷一·枳实》)

【主治】

治大病差后，劳复者。大病新差，中气尚弱，因劳而复。浊阴上逆，中宫埋塞，经郁热作(《长沙药解·卷一·枳实》)

枳术汤

【组成用法】

枳术汤五十六

枳实七枚，白术二两。

上二味，以水五升，煮取三升，分温三服。腹中软，即当散也。（《金匮悬解·卷十·内伤杂病·水气三十二》）

【方解】

枳术汤，枳实泻水而消痞，白术燥土而补中也。（《金匮悬解·卷十·内伤杂病·水气三十二》）

【主治】

心下坚，大如盘，边如旋杯，水饮所作，枳术汤主之。

心下坚，大如盘，边如旋杯，此缘水饮所作。以水旺土湿，胃气上逆，壅阻胆经下行之路，因而痞结心下，坚硬不消。（《金匮悬解·卷十·内伤杂病·水气三十二》）

炙甘草汤

【组成用法】

炙甘草汤七十一

甘草一两四钱（炙），人参七钱，桂枝一两，生姜一两，大枣十二枚，生地五两六钱，阿胶七钱，麦冬一两六钱（去心），麻仁一两六钱。

清酒七杯，水八杯，先煮八味，取三杯，去渣，入阿胶，火化，温服一杯，日三服。（《伤寒说意·卷七·少阳经坏病·汗后心悸》）

炙甘草汤七十一

甘草四两（炙），人参二两，大枣十二枚，生地黄一斤，阿胶二两，麦冬半升（去心），麻仁半升，桂枝三两，生姜三两。

上九味，以清酒七升，水八升，先煮八味，取三升，去滓，内胶，烊消尽，温服一升，日三服。一名复脉汤。(《伤寒悬解·卷九·少阳经下篇·炙甘草证三》)

【方解】

炙甘草汤，参、甘、大枣补中培土，胶、地、麻仁滋经润燥，姜、桂行其瘀涩，麦冬清其燥热也。(《伤寒说意·卷七·少阳经坏病·汗后心悸》)

参、甘、大枣益胃气而补脾精，胶、地、麻仁滋经脉而泽枯槁，姜、桂行营血之瘀涩，麦冬清肺家之燥热也。(《长沙药解·卷一·甘草》)

【主治】

伤寒，脉结代，心动悸者，炙甘草汤主之。

少阳经脉，自头走足，循胃口而下两胁，病则经气上逆，冲逼戊土，胃气郁满，横隔胆经隧道，是以心胁痞硬。经络壅塞，营血不得畅流，相火升炎，渐而营血消亡，经络梗涩，是以经脉结代。血亡木燥，风木郁冲，而升路阻隔，未能顺达，是以悸动。相火上燔，辛金受刑，甲木上郁，戊土被克，土金俱败，则病传阳明，而中气伤矣。(《伤寒悬解·卷九·少阳经下篇·炙甘草证三》)

猪胆方 ●

【组成用法】

猪胆方六十一

大猪胆一枚。

上一味，泻汁，和醋少许，以灌谷道中。如一食顷，当大便出。(《伤寒悬解·卷六·阳明经上篇·蜜煎导证七》)

【方解】

猪胆汁合醋，清大肠而润燥也。（《长沙药解·卷二·猪胆汁》）

【主治】

治阳明病，自汗出，小便利，津液内竭，大便硬者。以汗出水利，津亡便硬，证非胃实，不可攻下。（《长沙药解·卷二·猪胆汁》）

猪肤汤

【组成用法】

猪肤汤九十

猪肤五两六钱。

水十杯，煎五杯，去渣，加白蜜一杯，白粉一两七钱，熬香，调和相得，温分二服。猪肤即猪皮，白粉即铅粉。（《伤寒说意·卷九·少阴经·咽痛》）

猪肤汤九十

猪肤一斤。

上一味，以水一斗，煮取五升，去滓，加白蜜一升，白粉五合，熬香，和令相得，温分六服。猪肤即猪皮，能清热润燥。白粉即铅粉，能止泄断利。（《伤寒悬解·卷十一·少阴脏病·猪肤汤证十四》）

【方解】

猪肤汤，猪肤、白蜜清金而止痛，润燥而除烦，白粉收泄利而涩滑溏也。（《伤寒悬解·卷十一·少阴脏病·猪肤汤证十四》）

【主治】

少阴病，下利咽痛，胸满心烦者，猪肤汤主之。

寒水侮土，肝脾郁陷，而为下利。胆胃俱逆，相火炎升，故咽喉痛肿，胸满心烦。（《伤寒悬解·卷十一·少阴脏病·猪肤汤证十四》）

猪膏发煎

【组成用法】

猪膏发煎，猪膏半斤，乱发鸡子大三枚。膏中煎之，发消药成，分，再服。病从小便去。(《长沙药解·卷四·猪膏》)

【方解】

猪膏利水而滑大肠，发灰泻湿而通膀胱也。(《长沙药解·卷四·猪膏》)

【主治】

猪膏发煎，方在猪膏。用之治诸黄疸，及女子阴吹，以其泻湿而行滞也。(《长沙药解·卷四·乱发》)

猪苓散

【组成用法】

猪苓散七十三

猪苓、茯苓、白术等分。

上三味，杵为散，饮服方寸匕，日三服。(《金匮悬解·卷十三·内伤杂病·呕吐十二》)

【方解】

泽、苓泻水而去湿，白术燥土而生津也。(《长沙药解·卷四·猪苓》)

【主治】

呕吐而病在膈上，后思水者，解，急与之，思水者，猪苓散主之。

病在膈上，呕吐之后，而思水饮，是病去而津亡也。其病当解，宜急与之水，以益津液。思水者，痰饮虽去而土湿犹存，渴欲饮水，恐其复致停瘀，猪苓散，二苓、白术泻湿而燥土，最为相宜也。(《金匮悬解·卷十三·内伤杂

猪苓汤　●

【组成用法】

猪苓汤六十四

猪苓（去皮）、茯苓、泽泻、滑石（碎）、阿胶各一两。

上五味，以水四升，先煎四味，取二升，去滓，内阿胶，烊消，温服七合，日三服。（《伤寒悬解·卷七·阳明经下篇·栀子白虎猪苓证十四》）

猪苓汤六十四

猪苓三钱五分，茯苓三钱五分，泽泻三钱五分，滑石三钱五分，阿胶三钱五分。

水四杯，先煮四味，取二杯，去渣，入阿胶，消化，温服大半杯，日三服。（《伤寒说意·卷五·阳明经虚证·寒热脉紧》）

【方解】

猪苓汤，二苓、滑、泽利水而泻湿，阿胶润木而清风也。（《伤寒悬解·卷七·阳明经下篇·栀子白虎猪苓证十四》）

【主治】

脉浮发热，渴欲饮水，小便不利，猪苓汤主之。

湿盛于下，阳气郁格，故脉浮发热。湿旺木郁，风燥亡津，故渴欲饮水。木郁不能泄水，故小便不利。（《金匮悬解·卷十一·内伤杂病·消渴小便不利十》）

阳明病，汗出多而渴者，不可与猪苓汤，以汗多胃中燥，猪苓汤复利其小便故也。

渴而小便不利者，乃与猪苓汤，若汗出多而渴者，则应白虎，不可与猪苓汤。以汗多则胃中已燥，猪苓汤复利其小便以亡津也。（《伤寒悬解·卷七·阳少阴病，下利六七日，咳而呕渴，心烦，不得眠者，猪苓汤主之。

脾陷而为利，胃逆而为呕，肺逆而为咳，火升而为烦渴，阳泄而废卧眠，是皆水泛而土湿故也，宜猪苓汤。（《伤寒悬解·卷十一·少阴脏病·猪苓证二十》）

风家营郁发热，宜凉营发表，泻其淫蒸。若以火劫发汗，风火合邪，逼蒸营血，其身必病发黄。阳盛于上，则营血必衄。阴虚于下，则小便为难。阴分阳分之津俱竭，则皮肤枯燥不润。热无泄路，熏蒸头上为汗，颈下全无。胃气郁遏而腹满。肺气阻遏而作喘，口干咽烂，或大便不行。久而谵妄不明，甚至恶心呕哕，手足躁扰，捻衣摸床。此其昏迷烦乱，阳亢极矣。若小便利者，水源未竭，尚可救药。

营生于太阴，太阴湿土，一得热气郁蒸，必发黄色。宜泻热而渗湿，用猪苓汤加石膏、知母、生地、丹皮。湿热退而阴气复，可以生也。（《伤寒说意·卷二·太阳经坏病·火劫亡阴》）

竹皮大丸

【组成用法】

竹皮大丸百六十三

生竹茹二分，石膏二分，桂枝一分，甘草七分，白薇一分。

上五味，末之，枣肉和丸，弹子大，以饮服一丸，日三夜二服。（《金匮悬解·卷二十一·妇人·产后十中虚烦呕二十》）

【方解】

竹皮大丸，竹茹、石膏止呕而清烦，甘草、桂枝补中而下冲，白薇凉金而退热也。（《金匮悬解·卷二十一·妇人·产后十中虚烦呕二十》）

竹茹降浊而止呕，石膏、白薇清金而除烦，甘草、桂枝培土而达木也。（《长沙药解·卷三·竹茹》）

【主治】

妇人乳中虚，烦乱，呕逆，安中益气，竹皮大丸主之。

妇人乳子，中气虚弱，胃土不降，相火上炎而生烦乱，浊气熏冲而作呕逆，宜安中益气。（《金匮悬解·卷二十一·妇人·产后十中虚烦呕二十》）

竹叶石膏汤

【组成用法】

竹叶石膏汤百十

竹叶二把，石膏一斤，麦冬一升，人参三两，甘草二两（炙），粳米半升，半夏半升（洗）。

上七味，以水一斗，煮取六升，去滓，内粳米，煮米熟汤成，去米，温服一升，日三服。（《伤寒悬解·卷十三·伤寒类证·差后劳复二》）

【方解】

竹叶石膏汤，竹叶、石膏清金而润燥，参、甘、粳米、半夏补中而降逆也。（《伤寒悬解·卷十三·伤寒类证·差后劳复二》）

麦冬、石膏清金而化水，粳米、人参益气而生津也。（《长沙药解·卷一·粳米》）

【主治】

伤寒解后，虚羸少气，气逆欲吐者，竹叶石膏汤主之。

病后中气虚，胃逆，故虚羸少气，气逆欲吐。胃逆则火金不降，肺热郁生。（《伤寒悬解·卷十三·伤寒类证·差后劳复二》）

竹叶汤

【组成用法】

竹叶汤百六十二

竹叶一把，葛根三两，桔梗一两，生姜五两，附子一枚（炮），桂枝一两，防风一两，人参一两，甘草一两，大枣十五枚。

上十味，以水一斗，煮取二升半，分温三服，温覆使汗出。(《金匮悬解·卷二十一·妇人·产后九中风发热十九》)

【方解】

竹叶汤，竹叶、桔梗凉肺而下气，生姜、葛根清胃而降逆，附子温寒而暖水，桂、防燥湿而达木，甘、枣、人参补中而培土也。(《金匮悬解·卷二十一·妇人·产后九中风发热十九》)

用大附子一枚，破之如豆大。太阳行身之背，自头下项，寒水上逆则颈项强，附子暖水而降逆也。(《长沙药解·卷四·附子》)

【主治】

治产后中风，发热面赤，喘而头痛。以产后中气虚弱，阴阳不能交济，肝脾易陷，肺胃易逆，陷则下寒，逆则上热。风伤卫气，卫敛而遏营血，上热弥增，肺胃愈逆，故发热面赤，喘而头痛。肺胃愈逆而热愈增，则肝脾益陷而寒益甚。(《长沙药解·卷三·麦冬》)

竹叶汤，方在竹叶。治产后中风，颈项强。(《长沙药解·卷四·附子》)

紫参汤

【组成用法】

紫参汤八十七

紫参半斤，甘草三两。

上二味，以水五升，先煮紫参，取二升，内甘草，煮取一升半，分温再服。(《金匮悬解·卷十三·内伤杂病·下利十七》)

【方解】

紫参汤，甘草补中而缓急，紫参清金而破瘀，瘀开而气调，各复肺肠升降之旧，则痛定而利止矣。(《金匮悬解·卷十三·内伤杂病·下利十七》)

【主治】

下利，肺痛，紫参汤主之。

肺与大肠为表里，肠陷而利作，则肺逆而痛生。而肺肠之失位，缘中气之不治，脾土不升，而后肠陷，胃土不降，而后肺逆。(《金匮悬解·卷十三·内伤杂病·下利十七》)